Werner Winkler

Heißhunger ist gesund!

Heißhunger, Beschwerden und Risikofaktoren
als Signalgeber für Lücken in der
Versorgung mit lebensnotwendigen
Mineralstoffen und Vitaminen.

1. Auflage 2003 (Irisiana)
2. Auflage 2018

Independently published.
ISBN: 978 1980 538 684

Aktualisierte und überarbeitete* Ausgabe des Titels „Heißhunger ist gesund“, der 2003 bei Hugendubel/ Irisiana zuerst erschienen ist.

* Neben kleineren Korrekturen und Ergänzungen wurde für diese Ausgabe darauf verzichtet, die in der Originalausgabe verwendeten „schönen Bilder“ abzudrucken (was zudem zu einem deutlich höheren Preis geführt hätte) und stattdessen diesen Platz für „Eigene Notizen“ freizuhalten.

Dies folgt der im Buch geäußerten Idee, dass gerade die individuellen Erfahrungswerte wichtig sind, wenn man sich möglichst nährstoffreich ernähren möchte. So kann dieses Buch mit der Zeit und durch die hoffentlich zahlreichen Notizen zu einem ganz persönlichen Nachschlagewerk werden.

Titelbild unter Verwendung eines Fotos von adpic.de
ISBN: 978 1980 538 684

Inhaltsverzeichnis

IV. Anhang

Anmerkungen aus medizinischer Sicht

Es ist kein Geheimnis, dass viele Ärzte immer noch skeptisch sind, wenn sie mit dem Thema „Mineralstoffe und Vitamine" konfrontiert werden. Das ist durchaus verständlich, denn in den letzten Jahrzehnten wurden viele Berichte hinsichtlich deren wundersamer Wirkung verbreitet; die wenigsten davon erfüllen jedoch den wissenschaftlichen Standard, welcher die Grundlage der Schulmedizin darstellt.

Wer sich auf der Suche nach einhundertprozentigen Wirkungsmechanismen auch mit der Nährstoff-Therapie befasst, wird kaum je zufrieden gestellt werden können. Zu verschieden sind die Voraussetzungen und Wechselwirkungen beim Einzelnen. Zurecht kann von einer Medikation eine Sicherheit von nahezu 100% erwartet werden – wer jedoch lösungsorientiert vorgeht, wird auch bei einer Möglichkeit von 50 oder 80 Prozent nicht lange zögern, zumal nur mit geringen oder keinen Nebenwirkungen zu rechnen ist (und wenig Kosten entstehen). Um so mehr, wenn die ansonsten bewährten Mittel und Wege nicht die erhoffte Besserung erbringen.

Auch die Erfahrungen der modernen Onkologie und Dermatologie zeigen, dass Nährstoffe (z.B. Selen oder Zink) durchaus ihren Platz im Repertoire eines Arztes und Klinikers verdienen; dass sie in der Hausapotheke immer mehr Bedeutung gewinnen, kann bei angemessener und wenn nötig in Kooperation mit dem behandelnden Arzt vonstatten gehender Handhabung nur begrüßt werden.

Dr. med. Monika Schwarz, Tübingen,
Fachärztin für Dermatologie, 2003

Der Wert der Wissenschaft liegt im Glück,
das sie den Menschen bringt.
(Wassili Grossman)

Was Ihnen diese Buch bietet – ein Wegweiser

Unabhängig davon, was Sie an Vorwissen über Mineralstoffe und Vitamine mitbringen, kann Ihnen das vorliegende Buch in vielerlei Hinsicht von Nutzen sein: Es bietet Ihnen eine kompakte und verständliche Informationssammlung zu allen wesentlichen Fragen einer optimalen Versorgung mit den aufgeführten Nährstoffen.

Mit Hilfe des hier vorgestellten Selbsttest-Verfahrens können Sie in kürzester Zeit eine aussagekräftige Bewertung Ihres persönlichen Bedarfs ermitteln. Außerdem erfahren Sie, wie Sie das Testergebnis in Ihr tägliches Einkaufs- und Ernährungsverhalten einbeziehen können.

Falls Sie nur wissen möchten, was Ihnen Ihr Heißhunger auf ein bestimmtes Lebensmittel (hinsichtlich eines möglichen Mehrbedarfs an Nährstoffen) signalisieren möchte, finden Sie den Schlüssel dazu in Tabelle 1 (ab S. 13).

Welche Nährstoffe Ihnen bei kleinen oder größeren Beschwerden weiterhelfen können, entnehmen Sie Tabelle 2 (ab S. 19).

Möchten Sie Ihr individuelles Risikoprofil in Sachen Mineralstoff- und Vitaminversorgung überprüfen, hilft Ihnen Tabelle 3 (ab S. 27).

Zu jedem der aufgeführten Nährstoffe sind die wesentlichen Daten wie z.B.

- Tagesbedarf
- therapeutische Dosierung
- Vorkommen in Lebensmitteln
- Mangelerscheinungen
- Mangelursachen

in übersichtlicher Form zusammengefasst.

Um sich näher mit den aufgeführten Mineralstoffen und Vitaminen vertraut zu machen, stellen wir Ihnen diese zusätzlich anhand einprägsamer Kurzportraits vor. Im Anhang finden Sie außer einer Zusammenschau der möglichen Überdosierungsfolgen noch Literaturtipps zum Thema und eine kleine Auswahl vom Autor empfohlener Nährstoff-Präparate.

Es geht dabei nicht um Patentrezepte, sondern um die Möglichkeit, Ihre Kenntnisse über Mineralstoffe und Vitamine in Lebensmitteln zu erweitern und in alltägliches Verhalten umsetzen zu können, wenn Sie das möchten.

Auch wenn Sie sich heute zum ersten Mal bewusst mit dem Thema auseinandersetzen sollten – Sie werden sicher bald merken, dass die gezielte Verwendung von Mineralstoffen und Vitaminen in vielerlei Weise zu Ihrem körperlichen und mentalen Wohlbefinden beitragen kann.

Vielleicht sollte ich noch ein paar Worte dazu verlieren, warum ich selbst (als medizinischer Laie) dazu kam, mich mit diesem Themenfeld so intensiv zu befassen: Als ich 1989 damit aufhörte, tierische Eiweiße und vor allem Milchprodukte zu essen, um meine lebensbedrohlichen Allergien zu therapieren, wusste ich schlichtweg gar nichts über die Risiken, die ich damit einging. Denn von Mineralstoffen und Vitaminen war in dem Buch, aus dem ich diesen entscheidenden Tipp bekam, nicht die Rede („Allergien müssen nicht sein" von Dr. Max Bruker).

Ich ernährte mich also sieben Jahre lang fast vegan und entwickelte (aus heutiger Sicht fast unvermeidlich) zahlreiche Mangelerscheinungen, die ich jedoch nicht als solche erkannte. Durch glückliche Umstände wurde ich dann auf das Thema dieses Buches aufmerksam und fing an, mit fachlicher Unterstützung und im Eigenstudium mir ausreichend Fachwissen anzueignen, um mich mit allen nötigen Nährstoffen zu versorgen, auch wenn ich auf tierische Eiweiße verzichten musste, um gesund zu bleiben. Und im Laufe der Jahre und vor allem seit ich 1999 mit Dr. Monika Schwarz den „Zinkmangelrisiko-Test" entwickelt hatte, bekam ich immer häufiger die Gelegenheit, mein gesammeltes Wissen und meine eigenen Erlebnisse mit anderen zu teilen, viele interessante Geschichten zu hören und es so zu vertiefen bzw. weiter auszubauen.

Das vorliegende Buch ist aus dieser Erfahrung heraus entstanden.

I. Ermitteln Sie Ihren persönlichen Bedarf an Mineralstoffen und Vitaminen

Kann Heißhunger tatsächlich gesund sein?

Als ich vor einiger Zeit mit einem Bekannten über das Thema dieses Buches sprach, entgegnete dieser spontan: „Ich habe keinen Heißhunger – nur meine Frau." Kurz darauf kam er jedoch mit einem großen Becher Joghurt auf die Terrasse und begann, ihn mit sichtlichem Genuss bis auf den Grund auszulöffeln. Ich schmunzelte etwas und wartete ab, bis er damit zu Ende war. Seine Frau war inzwischen hinzugekommen und bestätigte sofort meinen Verdacht, dass er gerade eben seinem angeblich nicht vorhandenen Heißhunger nachgegeben hatte. „Das hat er in letzter Zeit öfters" war ihr Kommentar.

Was konnte die Lust auf Joghurt bedeuten? War es vielleicht das Calcium, auf das er ‚scharf' war? Seine neu erwachte Vorliebe für Käse deutete ebenfalls in diese Richtung; auch sein schmerzverzerrtes Gesicht beim Aufstehen und der nachgereichte Hinweis auf die ständigen Kniebeschwerden vervollständigten das Puzzle: Er war anscheinend auf ‚Calcium-Einkaufstour', um seinen Körper bei den notwendigen Reparaturarbeiten zu unterstützen. Dazu passte schließlich noch, dass er offenbar bis vor wenigen Wochen ein spezielles Calcium-Präparat (auf Anraten seines Apothekers) eingenommen, es aber nicht nachgekauft hatte. So schloss sich nun der Kreis und er konnte sich mit Hilfe der neu gewonnenen Kenntnisse gezielter ernähren bzw. mit einem passenden Mineralstoff-Präparat nachhelfen.

Ein zweites Beispiel: der fast 80-jährige Vater einer Kollegin wachte eines Nachts (nach einem Tag mit reichlich Gartenarbeit und sportlicher Betätigung) mit starken Herzschmerzen auf. Der hinzugerufene Sohn brachte ihn in die Notaufnahme des Krankenhauses – nach einigen Untersuchungen wurde er jedoch mit dem Hinweis entlassen, er sei durchaus gesund – nur eben kein junger Mann mehr. Auf die Frage, ob er bestimmte Lebensmittel bevorzugen würde, fielen ihm sofort die großen Mengen Bananen ein, die er täglich verzehrte. Wenn man nun bedenkt, dass zwei der wesentlichen Inhaltsstoffe dieser Früchte (Magnesium und Kalium) für die Funktion des Herz-Kreislauf-Systems von enormer Bedeutung sind, wirft das ein neues Licht auf die Geschichte.

Es geht hier also nicht nur um die Gelüste, die Schwangere, Stillende oder Heranwachsende entwickeln. Auch die alltäglichen Heißhunger-Attacken – der ‚kleine Dünger zwischendurch' wird von unserem Körper womöglich gezielter angefordert, als uns das bewusst ist.

Von afrikanischen Elefanten ist bekannt, dass sie regelmäßig lange Strecken wandern, um an bestimmten Stellen mineralstoffreiche Erde zu essen – eine besondere Art von Heißhunger, aber sicher gesund, sonst würden diese intelligenten Tiere nicht solche Strapazen auf sich nehmen. Dass auch Menschen in Extremsituationen Erde essen, könnte ein verzweifelter Versuch sein, bestimmte lebenswichtige Stoffe aufzunehmen. Der alte Begriff "Heilerde" erinnert noch ein wenig an vergleichbare Erfahrungen; nicht zufällig werden seit langem manche Hautbeschwerden durch Auftragen einer speziellen Erde oder Badezusätze erfolgreich behandelt.

Wer seine Nahrung nicht selbst auswählen kann ist jedoch der Möglichkeit beraubt, seinem Bedarf bzw. seinen Gelüsten entsprechend Nährstoffe zuzuführen. Hier sind nicht nur Patienten im Krankenhaus, sondern auch Kantinenbesucher, Altenheimbewohner und Kinder betroffen. Je breiter dagegen die Auswahl (z.B. auf einem Frühstücksbüffet), desto höher die Chance für den Einzelnen, sich eine ausgewogene Mischung zusammenzustellen.

Neben einem erhöhten Bedarf an Mineralstoffen und Vitaminen gibt es selbstverständlich noch andere Gründe für Heißhunger-Attacken – so kann uns die Sucht nach salz- und zuckerhaltigen oder stark gewürzten Lebensmitteln dazu verleiten, unvernünftige Mengen davon zu uns zu nehmen. Als Hinweisgeber ideal sind also vor allem natürliche, bzw. weitgehend ungesüßte und ungewürzte Lebensmittel. Wenn wir bemerken, dass uns etwas außergewöhnlich gut schmeckt, sollten wir hellhörig werden und diesem Signal nachgehen.

Drei Signalgeber für einen erhöhten Bedarf

Neben den Hinweisen, die uns der Organismus durch Heißhunger vermittelt, können wir auch aus verschiedenen Beschwerden oder aus unserem persönlichen Risikoprofil Rückschlüsse auf einen Bedarf an Mineralstoffen und Vitaminen ziehen, den wir offenbar nicht mittels der täglichen Nahrung abdecken.

Noch bevor Beschwerden oder Gelüste auftreten, lässt sich so für jeden Einzelnen ein individuelles Risikoprofil erstellen und ausgleichen. Je nach Lebensgestaltung und Ernährungsverhalten neigen wir nämlich erfahrungsgemäß zu einem speziellen Bedarf, der sich deutlich vom Durchschnitt (und damit von den allgemeinen Empfehlungen der Fachleute) unterscheiden kann. So mancher Fußballverein beschäftigt aus diesem Grund einen Nährstoff-Fachmann.

Denken Sie nur einmal an einen Bergsteiger, der sich fleischlos ernährt: für ihn dürfte es nicht ganz einfach sein, den erhöhten Eisenbedarf nur mittels pflanzlicher Nahrung zu decken. Auch Medikamente, bestimmte Krankheiten oder Nahrungstabus (z.B. aus religiösen Gründen) sind unter Umständen der Grund für Schwachstellen in der notwendigen Mineralstoff- und Vitaminzufuhr.

Die Idee hinter dem im Folgenden empfohlenen Selbsttest ist, alle drei Signalgeber (Heißhunger, Beschwerden, Risikofaktoren) auszuwerten und so den individuellen und aktuellen Bedarf einzugrenzen. Es soll nicht verschwiegen werden, dass auch auf anderem Weg eine Analyse der Mineralstoff- und Vitaminversorgung versucht werden kann: So können Sie Ihr Blut oder Ihren Urin mittels spezieller Labortests untersuchen lassen. Ebenso erlaubt eine genaue Auflistung und Auswertung der verzehrten Lebensmittel über einen bestimmten Zeitraum dem Fachmann (mit Hilfe eines speziellen Computerprogramms) die Mengen der aufgenommenen Nährstoffe in etwa auszuwerten. Das Problem hierbei ist, dass die angenommenen Inhaltsstoffe der einzelnen Lebensmittel nur Durchschnittswerte sind, die jedoch z.T. enorme Unterschiede aufweisen (je nachdem, auf welchem Boden z.B. das Getreide oder Gemüse gewachsen ist oder womit das vom Fleischesser verzehrte Tier gefüttert wurde).

Blutuntersuchungen sind relativ aussagekräftig, wenn Sie von fachlich versierten Personen bewertet werden. Auch hier gibt es jedoch Schwachpunkte, die man kennen sollte: die gemessenen Blutwerte werden üblicherweise mit dem Durchschnitt aller Proben eines Labors oder vorgegebenen ‚Normwerten' verglichen – diese müssen im Einzelfall aber nichts mit dem tatsächlichen Bedarf zu tun haben. Außerdem ist bei manchen Stoffen (z.B. Zink) unklar, ab welchem Mangelgrad sich Veränderungen in den Blutwerten überhaupt erkennen lassen.

Egal auf welche Weise Sie Ihren Bedarf ermitteln: Nehmen Sie die

Angelegenheit genauso ernst, wie Sie einen Prüfbericht der Fachwerkstatt oder des TÜV über den Zustand Ihres Autos lesen – oder würden Sie eine Fahrt in den Urlaub ohne genügend Motoröl und mit abgefahrenen Reifen antreten?

Ermitteln Sie Ihren aktuellen Status in ca. 20 Minuten

Zur Klarstellung vorab: Das Ergebnis des folgenden Tests ist nicht unbedingt identisch mit den Werten, die das Labor aus Ihrem Blut oder Urin ablesen kann. Trotzdem werden Sie (oder Ihr Arzt / Heilpraktiker / Apotheker) daraus wertvolle Hinweise auf eine mögliche Unterversorgung bzw. Therapiechancen erhalten.

Voraussetzung dafür ist, dass Sie sich etwas Zeit nehmen und tatsächlich vorhandene Risiken und Beschwerden vollständig auswerten. Sie finden den (kostenlosen, anonymen) Test, der speziell zu diesem Buch entwickelt wurde, im Internet unter www.heisshungertest.de – ohne Internet können Sie die im Folgenden aufgeführten Listen benutzen und sich diejenigen Nährstoffe, die bei Ihnen gehäuft auftauchen, in einer kleinen Tabelle notieren, z.B. so:

Nährstoffe:	***Nährstoffe laut Tabelle ...***			
	1: Heißhunger	*2: Beschwerden*	*3: Risikofaktoren*	*Ges.*
Biotin:	III	I	III	7
Calcium:	II	III	II	7
Eisen:	IIII	III	I	8
Folsäure:	I	IIII	III	8
Magnesium:	-	I	III	4
Kalium:	II	IIII	I	7
Vitamin B6:	I	III	-	4
Vitamin B12:	III	II	III	8
Vitamin C:	II	III	I	6
Zink:	IIII	IIII	III	11

Je mehr „Treffer" Sie bei einem Nährstoff finden, desto wahrscheinlicher ist es, dass Ihnen dieser derzeit oder prinzipiell fehlt und dass eine Erhöhung der Zufuhr bei den dazu passenden Beschwerden eine Besserung bringt. Auf **www.heisshungertest.de** ist dieser Test durch Anklicken und mit automatischer Auswertung sehr einfach (und kostenlos) durchzuführen.

Tabelle 1: Heißhunger-Objekte und deren Inhaltsstoffe

Ob Sie es lieber Heißhunger, Gelüste, gesteigerten Appetit oder Essen nach Instinkt nennen wollen – die Signale unseres Körpers können wertvolle Hinweise auf den aktuellen Nährstoffbedarf geben. Damit sie jedoch als Alarmanlage wirklich nützlich werden, müssen wir ihre Botschaften entschlüsseln lernen; was bedeutet es, wenn Sie sich magisch zu Kokos-Riegeln, Marzipan oder frischer Leber hingezogen fühlen?

Die folgende Liste lässt sich wie ein 'Lebensmittel-Detektiv' benutzen – sie verrät Ihnen nämlich, welche Stoffe in den Objekten Ihrer Begierde in bedeutenden Mengen enthalten (und relativ gut verfügbar) sind.

Um Ihre Instinkte zu schärfen, können Sie nach und nach auf zukkerhaltige Speisen, scharfe Gewürze, Nikotin, Koffein und größere Mengen Alkohol verzichten. Sie werden bald merken, dass Ihnen die natürlichen Geschmacksstoffe in Lebensmitteln eindeutiger vorkommen. Auch ein Zinkmangel kann übrigens zum Verlust des Geruchs- und Geschmackssinns führen. Dies ist beispielsweise dann zu beobachten, wenn Patienten im Krankenhaus darüber klagen, dass ihnen nichts mehr schmeckt. Nicht selten ist ein zeitweiliger Zinkmangel, der durch eine Vollnarkose ausgelöst wurde, die Ursache dafür und nicht die angeblich schlechte Krankenhausküche. Durch Stress und die narkotisierenden Medikamente wird nämlich mehr Zink als gewöhnlich aus dem Körper geschwemmt.

Dass Heißhunger ein überaus geeigneter Indikator ist, zeigen nicht nur die praktischen Erfahrungen, sogar die ausgewiesenen Vitaminkritiker Grimm und Zittlau ("Vitaminschock") gestehen ein: *"Was aber wäre die richtige Dosis? Wer es wissen muss, ist der Körper. Er regelt üblicherweise seinen Bedarf selbsttätig, stellt das Fehlen von Nährstoffen, Vitaminen und Mineralien fest und entwickelt dann entsprechenden Appetit (...) Der Körper erinnert sich an die Inhaltsstoffe der jeweiligen Nahrungsmittel und steuert dann per Lustentscheid die Nachfuhr."*

Verschwiegen wird leider, dass sich der Körper auch gerne an den Inhalt von angemessenen Mineralien- und Vitaminpraparate erinnert.

Neben den Gelüsten sollten Sie auch Ihre persönlichen Nahrungstabus beachten (z.B. Vegetarier; Verzicht aus religiösen Gründen) - hier kann der Körper seine Sehnsucht nicht mehr zur Sprache bringen. Wenn Sie also Appetit in einer Richtung entwickeln, dem Sie nicht nachgeben wollen, sind das genauso vollwertige Hinweise auf Ihren Bedarf. Auffallend wäre auch, wenn etwas besser schmeckt als gewohnt.

Falls Sie sich über die Präsenz bestimmter eher „ungesunder" Lebensmittel (wie Schokolade) wundern sollten: hier geht es nicht um ökologisch oder ethisch 'richtiges' bzw. 'gesundes' Essen, sondern ausschließlich um die Inhaltsstoffe. Selbstverständlich ist es gesünder, frische Tomaten aus dem eigenen Garten zu essen, zur Not nimmt sich der Körper das benötigte Kalium aber auch aus einer Portion Ketchup. Und dass man Tiere nicht ohne wirklich guten Grund töten (lassen) sollte, versteht sich inzwischen für viele Menschen von selbst.

Vegane Lebensmittel und prägnante Nährstoffe darin:

Apfel:	Bor, Vitamin C, Vanadium
Aprikose:	Bor
Artischocke:	Bor
Austernpilze:	Bor
Avocado:	Vitamin B6, Biotin, Pantothensäure, Bor
Beeren, rote:	Eisen, Vitamin C
Blumenkohl:	Vitamin K, Vitamin C, Folsäure
Bohnen:	Folsäure, Eisen, Calcium, Molybdän, Silizium
Brokkoli:	Pantothensäure, Vitamin C, Vitamin A, Vitamin K, Calcium
Buchweizen:	Pantothensäure, Vitamin B1, Bor
Cashewkerne:	Magnesium, Zink, Kupfer, Fluorid, Pantothensäure
Champignon:	Niacin, Vitamin B2, Biotin, Vitamin D, Pantothensäure
Chicoree:	Bor
Dinkel:	Chrom, Mangan
Erbsen:	Pantothensäure, Vitamin K, Vitamin B1, Biotin, Bor, Molybdän
Erdbeeren:	Vitamin C
Erdnüsse:	Magnesium, Zink, Niacin, Pantothensäure, Vitamin E, Vitamin B1, B6, Biotin, Fluorid, Bor, Molybdän

Feige, getrocknete:	Bor
Feldsalat:	Jod, Eisen, Vitamin C
Fenchel:	Eisen, Folsäure, Vitamin C
Gartenbohne weiß:	Bor
Gerste:	Mangan, Silizium, Fluorid, Vitamin B1, Niacin, Vitamin B6, Chrom
Getreide:	Magnesium, Silizium
Grünkern:	Eisen, Magnesium
Grünkohl:	Vitamin C, Vitamin A, Eisen, Calcium
Gurken:	Selen, Folsäure, Bor, Silizium
Hafer/-flocken:	Magnesium, Eisen, Mangan, Silizium, Biotin, Vitamin K, Pantothensäure, Vitamin B1,
Haselnüsse:	Magnesium, Mangan, Vitamin E, Vitamin B6, Chrom, Calcium, Kupfer, Vitamin B1, Bor, Silizium
Heidelbeeren:	Mangan, Vitamin C
Heilwässer, div.:	Analysewerte auf dem Etikett beachten (z.B. Lithium in Hirschquelle, Fachinger, Heppinger oder Adelheidquelle)
Himbeeren:	Mangan, Vitamin C Hirse: Eisen, Mangan, Magnesium, Vitamin B6
Hülsenfrüchte:	Molybdän
Johannisbeeren:	Vitamin C (besonders in schwarzen)
Kaffee:	Niacin, Kalium
Kakao:	Zink, Magnesium, Eisen, Mangan, Fluorid, Biotin, Kupfer, Chrom, Molybdän
Kartoffeln:	Kalium, Silizium, Selen, Vitamin K
Kichererbsen:	Folsäure, Eisen, Pantothensäure, Vitamin B1, Vitamin B6
Kiwi:	Vitamin C
Knoblauch:	Selen, Vitamin B1, Bor
Kohlrabi:	Selen, Vitamin C
Kohlrübe:	Bor
Kokosnuss:	Kupfer, Mangan, Selen
Kopfsalat:	Selen, Vitamin C, Vitamin K
Kürbiskerne:	Magnesium
Lauch:	Silizium
Linsen:	Eisen, Kalium, Selen, Vitamin B1, Vitamin B6, Bor, Pantothensäure
Mais:	Magnesium, Zink, Vitamin B6, Vitamin K
Mandeln:	Magnesium, Mangan, Zink, Vitamin E, Bor, Fluorid,Vitamin B2, Eisen, Kupfer, Calcium

Mangold:	Calcium
Marone:	Vitamin B6
Marzipan:	siehe unter Mandeln
Mineralwässer:	z.B. Calcium, Magnesium, Fluorid, Lithium, Silizium, Jod (die Analysewerte auf dem Etikett beachten!)
Möhren:	Vitamin A, Vitamin K
Mohn:	Mangan, Magnesium, Calcium, Eisen, Zink, Vitamin B1, Vitamin B6
Naturreis:	Magnesium, Pantothensäure, Fluorid, Biotin, Selen, Vitamin B1, Niacin, Mangan, Molybdän
Nougat/-Creme:	siehe unter Haselnüsse/Kakao
Nüsse:	Natrium, Kupfer, Zink, Vitamin B6
Oliven:	Natrium
Orangen/-saft:	Vitamin C
Olivenöl:	Vitamin E
Quinoa:	Bor
Paprika (roh):	Vitamin C, Vitamin E
Paranuss:	Chrom
Pfifferlinge:	Niacin, Vitamin D, Eisen, Kupfer
Pfirsiche:	Bor, Kupfer (besonders viel in getrockneten)
Pflaumen:	Bor
Pinienkerne:	Zink
Pistazien:	Selen, Vitamin B1, Vitamin E, Kalium, Calcium
Radieschen:	Vanadium
Reis, unpoliert:	siehe Naturreis
Rettich:	Bor
Roggen:	Magnesium, Pantothensäure, Mangan, Fluorid, Bor, Vitamin E, Vitamin B1, Eisen
Rohkost:	Vitamin B1, Vitamin C
Rosenkohl:	Pantothensäure, Selen, Vitamin K und C
Rosinen:	Bor
Rote Rübe:	Bor
Rotkohl:	Molybdän, Vitamin K, Vitamin C
Rotwein:	Bor
Salate:	Phosphor, Vitamin C
Salz, jodiertes:	Jod, Natrium
Sanddornbeeren:	Vitamin C
Sauerkraut:	Vitamin C, Vitamin K
Schokolade:	siehe Kakao

Schwarzwurzel:	Eisen
Sellerie:	Bor, Kalium
Sesam:	Selen, Magnesium, Eisen, Selen, Calcium
Sojabohnen:	Kalium, Magnesium, Biotin, Folsäure, Mangan, Selen, Vitamin K, Vitamin B1, Vitamin B2, Vitamin B6, Pantothensäure
Sonnenblumenkerne:	Magnesium, Eisen, Zink, Selen, Vitamin E, Vitamin B1
Spargel:	Folsäure, Vitamin C
Spinat:	Vitamin A, Selen, Vitamin K, Vitamin C, Bor
Steinpilze:	Pantothensäure, Vitamin D, Fluorid, Niacin, Vitamin B2
Tomaten, -mark, -ketchup:	Vitamin C, Vitamin K, Silizium, Kalium
Walnüsse:	Magnesium, Fluorid, Mangan, Biotin, Bor, Vitamin E, Kupfer
Weißkohl:	Bor
Weizen:	Niacin, Pantothensäure, Vitamin B6, Mangan
Wirsing:	Folsäure, Vitamin C, Vitamin E
Zitrone:	Vitamin C, Selen
Zucchini:	Vitamin B1
Zwiebel:	Selen

Tierische Lebensmittel und prägnante Nährstoffe darin:

Algen:	Jod
Austern:	Kupfer, Zink, Vitamin D, Vitamin B12
Bäckerhefe:	Vitamin B2, Vitamin B6
Bierhefe:	Eisen, Vitamin B1, Vitamin B6, Chrom, Pantothensäure
Bückling:	Vitamin D, Jod, Selen, Vitamin B12
Butter:	Fluorid, Vitamin A, Vitamin K, Vitamin E, Vitamin D
Camembert:	Vitamin A, Vitamin B2, Vitamin B12, Natrium, Calcium, Fluorid
Edamer Käse:	Calcium, Zink, Vitamin B12
Edelpilzkäse:	Pantothensäure, Natrium, Calcium, Fluorid
Eigelb:	Biotin, Vitamin D, Folsäure, Selen, Vitamin E, Vitamin B12, Pantothensäure
Emmentaler:	Vitamin A, Zink, Calcium, Vitamin B12
Fische:	Jod (Seefisch), Selen, Vitamin D, Niacin
Fleisch:	Eisen, Zink, Chrom, Selen, Vitamin B1

Forelle:	Vitamin D
Hering:	Selen, Niacin, Vitamin B6, Vitamin B12, Vitamin E, Vitamin D, Jod
Hühnerfleisch:	Niacin
Innereien:	Molybdän, Vitamin B12, Selen
Joghurt:	Calcium
Käse:	Calcium, Phosphor, Fluorid, Chrom
Karpfen:	Molybdän
Kaviar:	Vitamin D
Kefir (aus Milch):	Vitamin B12, Calcium
Lachs:	Niacin, Vitamin D, Jod, Selen, Vitamin B6
Leber:	Kupfer, Pantothensäure, Zink, Eisen, Vitamin B2, Vitamin B6, Biotin, Vitamin B12
Lebertran:	Vitamin A, Vitamin D
Makrelen:	Selen, Niacin, Vitamin B1, Vitamin B2, Vitamin B6, Vitamin B12, Vitamin D
Milch:	Calcium, Phosphor
Ölsardinen:	Calcium, Vitamin B6, Jod, Niacin
Parmesan:	Vitamin B2, Calcium, Fluorid, Vitamin A, Vitamin B12
Rinderleber:	Eisen, Zink, Pantothensäure, Vitamin A, Biotin, Folsäure, Niacin, Vitamin K
Rinderniere:	Eisen, Vitamin B2, Biotin, Vitamin B12, Pantothensäure
Rindfleisch:	Eisen, Zink, Vitamin B12
Sardine:	Selen, Niacin, Vitamin D, Jod, Vitamin B6
Tunfisch:	Niacin, Vitamin A, Vitamin B6, Vitamin D, Selen, Vitamin B12
Ziegenkäse:	Pantothensäure, Calcium, Zink, Fluorid, Vitamin B2, Vitamin B12

Anmerkung: Die Menge der Nährstoffe in Lebensmitteln kann je nach Herkunft, Bodenbeschaffenheit, Düngungsart, Futter (bei tierischen Lebensmitteln) oder den Lager- bzw. Verarbeitungsbedingungen (Vitaminverlust) schwanken. Beim Weizen wurden zum Beispiel folgende Differenzen je 100g gemessen:

Chrom: 2 - 175 Microgramm
Jod: 0,6 - 8,7 Microgramm
Magnesium: 31 - 152 Milligramm
Selen: 1 - 5,8 Microgramm

Mineralienarme Getreide müssen also nicht zwangsläufig von intensiver Nutzung der Böden herrühren, offensichtlich macht es auch einen großen Unterschied, was im Boden bzw. im Dünger vorhanden ist.

Hier fehlen nicht selten Mangan, Selen, Lithium, Jod oder Zink, so dass dann auch die Erzeugnisse entsprechend inhaltsarm sind. Früher wurde dies dadurch vermieden, dass tierische und menschliche Ausscheidungsprodukte wieder auf die Äcker ausgebracht wurden – somit wurde der Kreislauf der Mineralstoffe geschlossen. Heute ist dies wegen Giftstoffen (z.B. Quecksilber, Hormon- oder Medikamentenrückstände) im Klärschlamm zunehmend problematisch.

Tabelle 2: Beschwerden, die auf einen erhöhten Bedarf hinweisen

Bevor Sie die folgende Tabelle verwenden, sollten Sie bedenken, dass die hier verwendeten Krankheitsbegriffe und die dazu aufgeführten Mineralstoffe bzw. Vitamine nicht im meist üblichen 'Ursache-Wirkungs-Zusammenhang' zu verstehen sind. Vielmehr handelt es sich um 'Kann-Zusammenhänge', die sich aus der weltweit gesammelten praktischen Erfahrung mit der Verwendung von Nährstoffen oder sachlichen Erwägungen ableiten lassen. Verschiedene Bezeichnungen für ähnliche Beschwerden entstehen durch die Wortwahl in der ausgewerteten Fachliteratur.

Die lösungsorientierte, forschende und auf Erfahrungswerten basierende Vorgehensweise soll Ihnen Möglichkeiten aufzeigen, die Sie (oder Ihre Ärztin / Ihr Arzt) vielleicht bisher nicht in Erwägung gezogen haben. Eine Garantie oder umfangreiche Studien, die Beweise für eine exakte Wirkung liefern würden, gibt es nur in den wenigsten Fällen.

Und noch ein Hinweis zur folgenden Tabelle: Alltagsbeschwerden (z.B. Schlafstörungen) müssen nicht in jedem Fall sofort als Krankheit angesehen werden – genauso wenig sollten sie jedoch bagatellisiert oder als unnötige Schwäche abgetan werden. Bevor Sie gar nichts unternehmen, nutzen Sie Beschwerden zumindest als Hinweis auf einen möglichen individuellen Mehrbedarf an den genannten Nährstoffen.

Beschwerden und Nährstoffe, die möglicherweise helfen/fehlen:

Abgeschlagenheit:	Pantothensäure
Abwehrschwäche:	Zink, Silizium
Ängste:	Pantothensäure
Aggressivität:	Vitamin B12, Zink, Magnesium, Folsäure, Lithium
Akne:	Vitamin A, Zink
Alkoholmissbrauch:	Phosphor, Zink u. a.
Allergien:	Vitamin C, Calcium, Zink
Allgemeinzustand:	Vitamin B12, Zink
Angstzustände:	Vitamin B6, Zink, Magnesium, Vitamin B1, Biotin, Folsäure
Anorexie:	Biotin
Antrieb, fehlend:	Jod
Apathie:	Natrium
Appetitlosigkeit, -mangel:	Vitamin B1, B12, Vitamin A, Zink, Eisen, Niacin, Folsäure, Phosphor
Arteriosklerose:	Vitamin C, Zink
Arthritis:	Vitamin B6, Bor
Asthma:	Vitamin B6, Mangan, Zink
Atemnot:	Kalium
Augenbewegungen, unkontrollierte:	Vitamin B1
Augenerkrankungen:	Selen, Vitamin B2
Augen, rot/entzündet:	Vitamin A, Vitamin B2
Augen-Netzhaut-Degeneration:	Silizium
Ausdauer, vermindert:	Eisen
Auszehrung (z.B. im Alter):	Zink
Bänderschwäche:	Silizium
Bandscheibenschmerzen:	Mangan, Calcium, Kupfer, Silizium
Bauchschmerzen:	Magnesium
Bauchspeicheldrüsen-Entzündung:	Zink
Bewusstlosigkeit:	Natrium, Kalium
Bewusstseinsstörungen:	Kalium (bis hin zum Koma)
Blähungen (mit Schmerzen):	Niacin, Calcium, Kalium
Blässe:	Eisen
blinde Flecken beim Sehen:	Vitamin B12
Blutarmut (Anämie):	Vitamin E, Eisen, Kupfer, Folsäure, Pantothensäure, Vitamin B1 und B2
Blutdruck, hoch:	Calcium, Zink, Magnesium, Kalium

Blutdruck, niedrig:	Jod, Natrium, Kalium
Blutungen, ungewöhnliche:	Folsäure
Blutungsgefahr, erhöht:	Vitamin B12
Blutzucker, niedrig:	Kalium, Pantothensäure
Burning-feet-Syndrom:	Pantothensäure
Colitis ulcerosa:	Pantothensäure
Darmlähmung:	Kalium
Demenz:	Zink
Delirium:	Magnesium
Depressionen:	Zink, Vitamin B1, B2, B6, B12, Biotin, Lithium, Niacin, Magnesium, Folsäure, Pantothensäure, Jod, Kalium
Down-Syndrom, Unterstützung der geistigen Entwicklung:	Zink
Durchfallerkrankungen:	Zink, Niacin, Chlorid, Vitamin B1, Folsäure
Durchschlafschwierigkeiten:	Zink
Durst, fehlend:	Natrium
Eingeweidebrüche:	Silizium
Einschlafschwierigkeiten:	Zink
Eisenmangel, Förderung der Eisenresorption:	Vitamine C, Vitamin A
Ekzeme:	Calcium, Silizium
Emotionale Gleichgew.störung:	Vitamin B1
Entzündung (Mund, Lippen):	Vitamin B6
Entzündungen:	Pantothensäure
Epilepsie:	Mangan, Vitamin B6
Erbrechen:	Niacin, Pantothensäure
Erkältungen, häufig:	Zink
Ermüdbarkeit, schnelle:	Magnesium, Vitamin B2, Eisen
Fehlgeburten*:	Jod, Lithium, Zink, Magnesium

*(*Mangelsituation bereits vor der Empfängnis möglich)*

Feinmotorik, Störungen der:	Zink
Fingernägel	
- Rillen oder Löffelnagelbildung:	Eisen
- Querrillen oder weiße Flecken:	Zink, Calcium, Silizium
Fortpflanzungsstörungen:	Zink, Biotin, Pantothensäure
Fruchtbarkeit, gestört:	Vitamin A, Zink, Molybdän, Selen
Frühgeburten:	Magnesium
Fußgelenksschmerzen:	Pantothensäure
Gedächtnisschwäche:	Zink, Folsäure
Gedächtnisstörungen:	Vitamin B12, Zink
Gefühlsstörungen in Händen u. Füßen:	Eisen

Gehörverlust (s. a. "Hör..."): Vitamin D
geistige Entwicklung verzögert: Zink
geistige Trägheit: Vitamin B1
Gelenke, versteift: Selen
Gelenkschmerzen: Mangan
Gereiztheit: Vitamin B12, Zink, Magnesium
Geruchssinn schwach: Vitamin A, Zink
Geschlechtsorgane (Schrumpfung und Schwächung): Vitamin A, E
Geschmacksverlust: Zink
Geschwüre: Vitamin C, Zink
Geschwüre im Zwölffingerdarm: Pantothensäure
gespaltene Haare: Pantothensäure
Gewichtsverlust: Vitamin B12, Zink, Magnesium, Chrom, Vitamin B1, Folsäure
Gleichgewichtsstörungen: Zink, Vitamin D
Grauer Star: Vitamin E
Gürtelrose: Zink, Vitamin B12
Haarausfall: Zink, Calcium, Silizium, Biotin, Molybdän, Folsäure
Haare, Aufhellung/Bleichung: Selen, Pantothensäure
Haare brüchig: Eisen
Haare, frühzeitiges Ergrauen: Zink
Haare, spröde oder glanzlos: Jod, Zink, Silizium
Haare, Zustand allg. schlecht: Zink, Vitamin B12
Halluzinationen: Biotin
Hämorrhoiden: Vitamin C
Hände und Füße kalt: Jod
Harnausscheidung reduziert: Natrium
Harndrang: Kalium
Harnwegsinfektionen: Schwefel (Senföl)
Hautgeschwüre: Niacin
Hautjucken mit zwanghaftem Kratzen (Pruritus): Silizium
Hautprobleme, verschiedene: Zink, Niacin, Lithium, Pantothensäure, Vitamin B2
Haut
- spröde: Eisen
- trocken, juckend, schuppig: Jod, Vitamin A
... an Armen und Beinen: Biotin
Hautveränderungen
- an sonnenbeschienenen Stellen: Niacin
- im Nasen- und Augenbereich: Vitamin B6
Hell-Dunkel-Adaption gestört: Vitamin A

Herzfunktionsstörungen:	Kalium
Herzjagen:	Magnesium
Herzmuskelerkrankungen:	Selen
Herzvergrößerung:	Kalium
Hörprobleme:	Zink, Vitamin D
Hörsturz:	Zink, Magnesium, Vitamin D
Hyperaktivität:	Vitamin B6, Vitamin B12, Zink
Immunabwehr, geschwächt:	Vitamin B6, Zink, Vitamin C
Impotenz:	Zink, Vitamin A
Infektionsanfälligkeit:	Vitamin E, Vitamin A, Zink
Innenohrprobleme:	Kalium
Jucken am After:	Chrom
Juckende Kopfhaut:	Pantothensäure
Kälteempfindlichkeit:	Jod
Karies:	Calcium, Zink, evtl. Fluorid
Kindesentwicklung, verlangsamt (kriecht und läuft spät):	Vitamin D
Kleinwüchsigkeit bei Kindern:	Zink
Kniegelenkschwellungen:	Selen
Knochenbrüche:	Calcium
Knochenfehlbildung:	Mangan, Vitamin D
Knochenschmerzen:	Vitamin C, Vitamin D, Calcium
Körpergeruch, unangenehm:	Zink
körperliche Entwicklung, verzögert:	Zink
Kollapsneigung:	Natrium
Konzentrationsschwäche:	Zink, Magnesium, Eisen, Folsäure
Kopfschmerzen:	Vitamin B6, Niacin, Eisen, Vitamin B1, Magnesium, Pantothensäure,
Krämpfe (auch in Organen):	Vitamin B6, Magnesium, Natrium, Kalium
Kurzatmigkeit:	Eisen, Vitamin B1
Leberentgiftung:	Vitamin C (unterstützend)
Lebererkrankungen:	Zink
Leistungsfähigkeit, vermindert:	Eisen, Vitamin E, Mangan, Zink
Lernstörungen:	Zink
Lippen gesprungen:	Niacin
Lippen schmerzend:	Vitamin B2
Lungenerkrankungen:	Silizium
Lustlosigkeit, andauernd:	Zink, Vitamin B2
Magenerweiterung:	Niacin
Magengeschwüre:	Zink
Magensäuremangel:	Vitamin B1
Magenschmerzen:	Magnesium, Pantothensäure, Biotin

Magersucht:	Zink
Menstruation schmerzhaft:	Vitamin K
Merkstörungen:	Niacin
Milchgebiss, verspäteter Ausfall:	Vitamin D
Monatsblutung, stark:	Vitamin A
Müdigkeit:	Niacin, Eisen, Molybdän, Kalium, Pantothensäure, Vitamin B1, Biotin
Mundgeschwüre:	Zink
Mundwinkeleinrisse:	Vitamin B2, Zink, Eisen
Muskelkrämpfe, -lähmungen:	Natrium, Magnesium, Vitamin B1
Muskelschmerzen:	Pantothensäure, Biotin
Muskelschwäche:	Vitamin E, Selen, Vitamin B1
Muskelspasmen:	Phosphor
Muskelversteifungen:	Natrium
Muskelzucken:	Zink, Magnesium, Calcium
Nachtblindheit:	Vitamin A, Zink
Nägel, brüchige:	Calcium, Silizium, Biotin
Nagelmissbildung:	Calcium, Silizium, Biotin
Nagelflecken, weiße:	Zink
Nagelveränderungen:	Zink, Calcium, Silizium
Namensgedächtnis, schwach:	Zink
Nasenbluten, häufig:	Folsäure, Vitamin B12, Vitamin K
Nervenstörungen:	Vitamin A, Zink, Vitamin E, Vitamin B6, Biotin, Magnesium
Neurodermitis:	Zink, Biotin
Nierenfunktion gestört:	Phosphor
Nierensteine (Xanthinsteine):	Molybdän
Ödeme:	Kalium
Ohrensausen, Ohrgeräusche:	Vitamin D, Zink
Orientierungsschwierigkeiten:	Natrium
Osteoporose:	Calcium, Mangan, Vitamin D, Bor, Silizium
Parkinson:	Vitamin B6, Zink
Panikzustände:	Biotin
Parodontose:	Calcium
Persönlichkeitsveränderungen:	Zink, Vitamin B2
Pfeiffer-Drüsenfieber:	Zink
Pilzinfektionen:	Vitamin A, Zink
Plazenta-Entwicklung:	Vitamin A
Potenzstörungen:	Jod, Zink
Prämenstruelles Syndrom:	Vitamin B6, Calcium, Mangan, Zink, Magnesium

Prostatabeschwerden:	Zink
psychische Störungen:	Vitamin C, B6, Zink, Biotin, Lithium
Psychosen:	Vitamin B6, Vitamin B12, Zink
Puls erhöht, unregelmäßig:	Natrium, Kalium
Puls, verlangsamt:	Kalium
Reflexe, verschlechtert:	Vitamin B1
Reizbarkeit, erhöht:	Vitamin D, Vitamin B1, Vitamin B6, Eisen, Folsäure, Kalium
Reizhaut:	Calcium
Rheuma-Anfälligkeit:	Vitamin E, Zink, Selen
Rückenbeschwerden:	Calcium, Mangan, Silizium, Vitamin D
Ruhelosigkeit:	Vitamin D, Vitamin B12
Samenerguss, sehr rasch:	Vitamin D, Vitamin A, Vitamin E
Schilddrüsenunterfunktion:	Selen
Schilddrüsenvergrößerung (Kropfbildung):	Jod
Schizophrenie:	Zink, Niacin
Schlafbedürfnis, gesteigert:	Jod
Schlaflosigkeit:	Vitamin B6, Zink, Niacin, Magnesium, Pantothensäure
Schlafstörungen (länger, aber weniger erholsam):	Kupfer
Schlaganfall-Erholung:	Vitamin A (unterstützend)
Schlappheit:	Eisen
Schleimhautentzündung in Mund und Nase:	Vitamin B2
Schleimhäute, trocken:	Vitamin A
Schleimhäute, verfärbt:	Biotin
Schleimhautveränderungen im Mundbereich:	Folsäure
Schluckkrämpfe:	Magnesium
Schmerzempfindlichkeit, hoch:	Kupfer, Calcium, Vitamin B1
Schmerzen in Zehen/Fußsohlen:	Pantothensäure
Schuppenflechte:	Vitamin A, Zink, Folsäure
Schwäche:	Natrium, Eisen, Pantothensäure
Schwangerschaft:	Zink, Jod, Magnesium, Selen, Folsäure
Schwangerschaftsdepressionen:	Zink
Schwangerschaftsdiabetes:	Chrom
Schwangerschaftsstreifen,	Vermeidung von: Vitamin E
schwankender Gang:	Vitamin B1
Schweißabsonderung, stark:	Zink, Kalium
Schwermetallvergiftungen:	Vitamin C
Schwindel:	Niacin
Sehkraft, vermindert:	Vitamin B12, Vitamin A
Sehnenreflexe, vermindert:	Kalium

Sehstörungen:	Vitamin A, Zink
Selbstmordgedanken:	Zink, Lithium
sexuelle Unlust:	Vitamin A, Zink
sexuelle Unterentwicklung:	Zink
Sommerschnupfen:	Vitamin A
Speiseröhrenentzündung:	Eisen
Spermienbildung, gering:	Vitamin A, Zink, Chrom
Stimmungsschwankungen:	Kalium
Stress:	Vitamin A, Zink
Tastsinn:	Vitamin A
Taubheit und Kribbeln	
- an Händen und Füßen:	Vitamin B12, Biotin
- an Händen und im Gesicht:	Magnesium
Teilnahmslosigkeit:	Zink, Kalium
Tinnitus:	Zink, Magnesium, Vitamin D
Traumerinnerung, geringe:	Vitamin B6
Tumorerkrankungen:	Zink, Selen
Übelkeit:	Kalium, Magnesium, Natrium, Biotin
Übergewicht:	Zink
Unlust:	Eisen, Zink
Unfruchtbarkeit:	Vitamin E, Mangan
unsicherer Gang:	Vitamin B12
Unterernährung:	Phosphor, Zink
Untergewicht bei Säuglingen:	Zink
Unterschenkel	
- Taubheit und Brennen:	Pantothensäure
- Geschwüre:	Zink
Verdauungsbeschwerden:	Magnesium, Vitamin B1
Verhaltensauffälligkeiten:	Zink
Verstopfung:	Kalium, Pantothensäure
Verwirrung, Verwirrtheit:	Vitamin B6, Niacin, Natrium, Kalium
Wachstum, vermindertes:	Lithium, Zink, Silizium
Wachstumshemmung:	Schwefel, Zink, Vitamin B2
Wachstumsverzögerung:	Vitamin A, Zink, Chrom
Wadenkrämpfe:	Magnesium, Vitamin B1
Wärmeregulationsstörung:	Eisen
Warzen:	Lithium
Wasser im Gewebe:	Kalium
Wehen, vorzeitig:	Magnesium
Wetterfühligkeit:	Eisen

Wochenbettdepressionen:	Zink
Wundheilung gestört:	Vitamin C, Nickel, Zink, Vitamin B1
Zahnbildung, gestört:	Vitamin A, Vitamin D
Zahnfleischbluten, -schwund:	Vitamin C
Zahnschäden, Neigung zu:	Vitamin D, Calcium, Fluorid
Zahnsubstanz, Bildung von:	Calcium
Zittern, z.B. der Hände:	Zink
Zuckungen:	Phosphor
Zunge, gerötet oder geschwollen:	Niacin
Zungenentzündung:	Zink, Niacin, Eisen
Zunge, rauh:	Vitamin B12
Zwangsgedanken:	Lithium

Tabelle 3: Risikofaktoren für eine Unterversorgung mit Mineralstoffen und Vitaminen

Es gibt einen etwas makabren Witz, der die Sache auf den Punkt bringt. Sagt ein Patient zum Arzt: "Herr Doktor, ich habe aus Versehen die zehnfache Menge an Vitamintabletten eingenommen, wie Sie mir verschrieben haben." Darauf der Arzt: "Nicht weiter schlimm, rauchen Sie einfach eine Zeit lang doppelt so viel."

Kein Witz ist, dass wir uns von natürlichen Lebensumständen weiter denn je zuvor entfernt haben und dass unsere Ernährungsweise nur selten den Idealforderungen der Wissenschaft entspricht. Hinzu kommen die vielfältigen Faktoren, die eine verstärkte Zufuhr von Nährstoffen für wünschenswert erscheinen lassen: Krankheiten, Prüfungen, Stress, Schwangerschaft, Wachstumsphasen, Alter – stets ändert sich die Anforderung an die benötigten Stoffe und häufig würden wir unseren Verdauungsapparat seine Wunschliste vorlesen hören, hätten wir Ohren dafür.

Nehmen Sie sich also die Zeit und schätzen Sie Ihr Risikoprofil nach dem Bewerten von Heißhunger-Objekten und Beschwerden nun auch mit der folgenden Liste der Risikofaktoren ab – neben den Risikofaktoren stehen diejenigen Stoffe, für die ein Unterversorgungsrisiko wahrscheinlich ist, je prägnanter das Risiko bei jemand ausgeprägt ist (also z.B. wie viel Alkohol jemand trinkt oder wie viel Sport er treibt), desto höher die Wahrscheinlichkeit für einen Zusammenhang.

Risikofaktoren und Nährstoffe, die dadurch häufig fehlen:

Abführmittel-Verwendung:	Calcium, Kalium, Magnesium
AIDS-Erkrankung:	Vitamin A
Alkoholmissbrauch, -konsum:	Biotin, Folsäure, Kalium, Mangan, Magnesium, Pantothensäure, Selen, Phosphor, Vitamin B1, B2, B6, B12, Vitamin E, Vitamin K, Zink, Calcium, Vitamin D
Alter, hohes:	Chrom, Kupfer, Vitamin B2, Vitamin B12, Vitamin C, Vitamin D
Aufenthalt in heller Sonne:	Vitamin A
Bergsteigen in großen Höhen:	Eisen
Bildschirmarbeit:	Vitamin A, Zink
Blutspender:	Eisen
Blutverlust (z.B. d. Unfall, OP):	Eisen, Vitamin K
Calciumreiche Ernährung:	Magnesium, Mangan, Zink
Chemotherapie:	Zink Colitis: Vitamin K
Cortison-Einnahme:	Kalium, Magnesium, Zink
Darmerkrankungen:	Molybdän
Darmflora gestört (Antibiotika):	Biotin, Vitamin K
Diabetes:	Vitamin A, Vitamin B2, Chrom, Zink
Dialyse-Patient:	Selen
Drogenkonsum:	Biotin, Zink
Durchfälle:	Folsäure, Kalium, Natrium
Eisenzufuhr hoch:	Mangan, Zink
Eiweißanteil i.d. Nahrung hoch:	Calcium, Vitamin A
Eiweißarme Ernährung:	Schwefel
Erkrankung von Magen/Darm:	Magnesium
Ess-Brechsucht:	Kalium, Natrium
Essstörungen:	Zink
Fastenkuren, Diäten:	Biotin, Pantothensäure, Zink
Fettreiche Ernährung:	Magnesium, Calcium
Fieber:	Niacin, Vitamin B1, Vitamin B2
Fisteln im Magen/Darm:	Natrium
Fleischarme Ernährung:	Vitamin A, Zink
Folsäure-Mangel:	Vitamin B1
Frühe Umstellung auf Kuhmilch (bei gestillten Kindern):	Eisen
Frühgeborenes Kind:	Selen, Vitamin D
Haloperidol-Einnahme:	Mangan
Hohe Aufnahme von Mais-/Hirsemehl:	Niacin
Hoher Fernsehkonsum:	Vitamin A

Kälte, Aufenthalt in der Kälte:	Vitamin B6
Kaffeekonsum, hoch:	Calcium, Vitamin B1, Niacin
Krebserkrankungen:	Niacin, Vitamin A, Vitamin B2, Zink, Selen
Kupferaufnahme hoch:	Zink
Lange Kochzeiten der Nahrung:	Calcium
Leben in Europa (wg. Boden):	Folsäure, Jod, Selen
Leber-/Nierenerkrankungen:	Natrium, Pantothensäure
Leistungssportler:	Eisen, Vitamin B1, Vitamin B2, Niacin
Magersucht:	Selen
Magnesium-Überschuss:	Calcium, Zink
Morbus Crohn:	Vitamin K, Biotin
Narkosen (Vollnarkosen):	Zink
Obst-/gemüsearme Ernährung:	Vitamin C
Operationen:	Vitamin C, Zink
Phosphor-Überschuss (durch Cola-Getränke):	Calcium
Quecksilbervergiftung:	Natrium
Raucher:	Vitamin C, Vitamin E, Calcium, Vitamin B12, Selen
Rheuma-Erkrankung:	Vitamin A
Rindfleischarme Ernährung:	Zink
Salzarme Ernährung:	Natrium
Saunagänge, häufige:	Zink, Magnesium
Schilddrüsen-Unterfunktion:	Vitamin A
Schilddrüsen-Überfunktion:	Magnesium, Vitamin C
Schwangerschaft:	Biotin, Calcium, Eisen, Magnesium, Niacin, Selen, Vitamin B1, Vitamin B2, Vitamin B6, Vitamin B12, Zink, Vitamin C, Vitamin D
Schwitzen, starkes:	Kalium, Magnesium, Natrium
Selenmangel:	Zink
Sonnenlicht, zu wenig:	Calcium, Vitamin D
Stillzeit:	Biotin, Calcium, Magnesium, Selen, Niacin, Vitamin B2, Vitamin B6, Vitamin B12, Vitamin C
Stress (auch Lärmstress):	Chrom, Magnesium, Zink, Selen, Vitamin B1, Vitamin C
Teekonsum, hoch:	Vitamin B1, Niacin
Unterernährung:	Kalium, Phosphor, Vitamin A, Zink
Veganer/Vegetarier:	Jod, Vitamin B6, Vitamin B12, Zink, Vitamin D, Vitamin B1

Verbrennungen:	Natrium, Niacin, Vitamin B2
Vermeidung von Milch:	Calcium
Vermeidung von Seefisch:	Jod
Verwendung der "Pille":	Magnesium, Vitamin B1, Vitamin B2, Vitamin B12, Vitamin C
Verwendung von Sonnenschutzmitteln ab Faktor 8 (ständig):	Vitamin D
Verzehr von rohen Hühnereiern (regelmäßig):	Biotin
Wachstumsphasen:	Magnesium, Bor, Vitamin B1, Vitamin B2, Vitamin C
Wenig pflanzliche Nahrung:	Mangan, Silizium, Bor
Wenig Seefisch:	Jod
Zinktherapie (lang, reichlich):	Kupfer
Zuckerkonsum, hoch:	Vitamin B1

Wenn Sie in ärztlicher Behandlung sind

Eine wichtige Anmerkung noch, bevor Sie zur praktischen Anwendung der gewonnenen Erkenntnisse übergehen:

Wenn Sie unter starken Beschwerden leiden oder wegen anderen Krankheiten in ärztlicher Behandlung sind, fragen Sie vor der eigentherapeutischen Verwendung von Mineralstoffen oder Vitaminen Ihre Ärztin oder Ihren Arzt um Rat. Bei Überdosierungen kann sonst das Gleichgewicht der Nährstoffe gestört werden bzw. es können unerwünschte Interaktionen mit verwendeten Medikamenten auftreten.

Obwohl die hier besprochenen Nährstoffe natürliche und im Grunde „ungiftige" Stoffe sind, gilt auch für sie der in Sachen Chemie gültige Satz, dass die Dosis das Gift macht. Gerade deshalb ist es so wichtig, sich genau zu informieren, z.B. über die verträglichen Mengen einzelner Nährstoffe – weshalb ich sie in diesem Buch auch ausführlich und übersichtlich aufliste.

II. Anwendung der Ergebnisse des Selbsttests

Was nun? Umsetzung der Erkenntnisse im Alltag

Obwohl es heutzutage so scheint, als hätten wir alle Wahl der Welt, zeigt sich doch bei einem Blick in die häuslichen Kühlschränke eine andere Wirklichkeit: Mineralstoff- und vitaminreiche Lebensmittel sind eher die Ausnahme. Vielleicht helfen Ihnen die Informationen in diesem Buch, diese Ausnahmen nach und nach zur Regel werden zu lassen – nicht nur, wenn Sie etwas gegen Beschwerden unternehmen wollen; eine breite Auswahl in Ihrer Speisekammer kann Ihnen den Spaß am Kochen genauso erhalten wie eine optimale Versorgung mit Nährstoffen.

Da unsere heutige Lebensweise immer weniger der natürlichenbiologischen Grundausstattung unseres Organismus ('Jäger und Sammler') entspricht, scheint es angemessen, auf diese 'künstliche' Umwelt hin und wieder mit ebenso 'künstlichen' Gegenmaßnahmen zu reagieren: der gezielten Ergänzung unserer Nahrung mit den benötigten Nährstoffen. Auch dazu soll Ihnen das notwendige Know-how an die Hand gegeben werden. Anstatt an den Nebenwirkungen unserer Kultur und Zivilisation mehr und mehr Schaden zu nehmen, können wir so von den wissenschaftlichen Erkenntnissen der letzten Jahrzehnte hautnah profitieren.

Wie oft düngen Sie eigentlich Ihre Zimmerpflanzen oder Ihren Gemüsegarten? Sicher spätestens dann, wenn die gewohnten Blüten ausbleiben, immer wieder Blätter gelb werden oder die Gemüseernte unter dem Vorjahres-Niveau bleibt. Wenn Sie einen Dünger das erste Mal verwenden, lesen Sie bestimmt die Produktbeschreibung und halten sich an die empfohlenen Mengen – die gleiche Vorsicht ist nun angesagt, wenn Sie sich das erste Mal mit Nährstoffen beschäftigen.

Um sich ein Bild von den Mengen zu machen, die Sie bereits mit Lebensmitteln zu sich nehmen können, finden Sie dazu im Folgenden die nötigen Daten. Bis auf wenige Ausnahmen brauchen Sie sich keine Sorgen um ein 'zuviel' zu machen, wenn Sie sich mittels einer gezielten Ernährung mit diesen lebenswichtigen Stoffen versorgen möchten. Bei der Verwendung von Präparaten, die es in der Apotheke, im Drogeriemarkt oder im Internet zu kaufen gibt, sollten Sie jedoch nicht einfach wahllos zugreifen (vgl. die Liste auf S. 183).

Allerdings gibt es auch keinen Grund, sich aus Vorsicht ganz von den entsprechenden Regalen fernzuhalten; nehmen Sie dieses Buch mit auf Einkaufstour und vergleichen Sie die angebotenen Dosierungen mit den vorgeschriebenen Mengenangaben auf den Produkten. Das wird Ihnen manchen unnötigen Einkauf (z.B. viel zu niedrig dosierter Präparate) ersparen oder Sie bei großen Mengen vor leichtfertiger Verwendung warnen. Zum verantwortlichen Umgang mit dem eigenen Körper gehört nämlich auch, den aktuellen Stand der Forschung in Bezug auf eine Unterversorgung mit bestimmten Stoffen nicht auf die leichte Schulter zu nehmen. So ist etwa seit Jahren bekannt, dass in Mitteleuropa zu wenig Jod mit der normalen Nahrung aufgenommen wird, dass im Winter der Vitamin-D-Spiegel enorm sinkt oder die meisten jungen Frauen mit Folsäure unterversorgt sind. Ganz zu schweigen von den immer zahlreicher werdenden fleischarm Ernährten, die meist einen Zinkmangel aufweisen.

Vielleicht kratzt es ein wenig am eigenen Ego, zu hören, dass man ebenso eine gewisse 'Düngung' braucht wie ein Maisfeld oder die Rosenbeete. Sobald Sie aber dank einer angemessenen Nährstoffversorgung neu 'aufblühen' oder gar lästige Beschwerden verschwinden, ärgert Sie das nicht länger. Letztlich werden Sie eine individuell passende Sortierung der lebensnotwendigen Nährstoffe finden.

Nachdem Sie den Test mit Hilfe einer kleinen Tabelle oder im Internet auf www.heisshungertest.de durchgeführt haben, überprüfen Sie nun die hoch bewerteten Stoffe – achten Sie auf die in den nächsten Kapiteln aufgelisteten Mangelerscheinungen und Mangelursachen. Je mehr davon auf Sie zutreffen, desto höher die Wahrscheinlichkeit, dass Ihnen gerade dieser Stoff nützen wird. Versuchen Sie nun der Reihe nach eine Aufnahme der auffälligsten Stoffe. Dabei können Sie geeignete Lebensmittel (auch die finden Sie in den Kapiteln bei den einzelnen Stoffen oder Nahrungsergänzungs-Präparate verwenden. Diese gibt es in Apotheken – einige aber auch in Drogerien, Reformhäusern oder in Supermärkten.

Sie können auch verschiedene Stoffe aus Ihrer Strichliste mit Präparaten gleichzeitig ergänzen. Halten Sie dabei aber einen zeitlichen Abstand ein (z.B. 3-4 Std.). Mischpräparate ("alle Mineralstoffe von A-Z") sind für gezielte Behandlungsversuche eher ungeeignet, weil sie die korrekte Zuordnung möglicher Wirkungen erschweren und manche darin enthaltene Nährstoffe (wie Zink) kaum aufgenommen werden. Sie sind eher zur allgemeinen Vorsorge geeignet; manche Kombinationen sind jedoch durchaus sinnvoll: etwa die Vitamine der B-Gruppe, Mangan mit Zink und Vitamine C kombiniert oder Calcium mit Vitamin D oder Silizium. In den Kompaktinformationen finden Sie manche dieser Interaktionen beschrieben. Generell wäre es sicher kein Fehler, nach und nach Ihr Einkaufs- und Ernährungsverhalten in Richtung der ermittelten ‚Sorgenkinder' zu verändern und Ihre Risikofaktoren so weit wie möglich zu reduzieren.

Mineralstoffe und Vitamine lösungsorientiert einsetzen

Der hier empfohlene ‚lösungsorientierte Ansatz' unterscheidet sich grundsätzlich von den herkömmlichen, ursachen- oder prozessorientierten Vorgehensweisen bei der Behandlung von Beschwerden. Er ist dabei nicht besser oder schlechter als diese, aber er erweitert den Handlungsspielraum – vor allem dann, wenn alle bisherigen Behandlungsversuche nicht den gewünschten Erfolg gebracht haben (vgl. das Vorwort von Dr. med. Monika Schwarz).

Die folgende Skizze veranschaulicht den Unterschied:

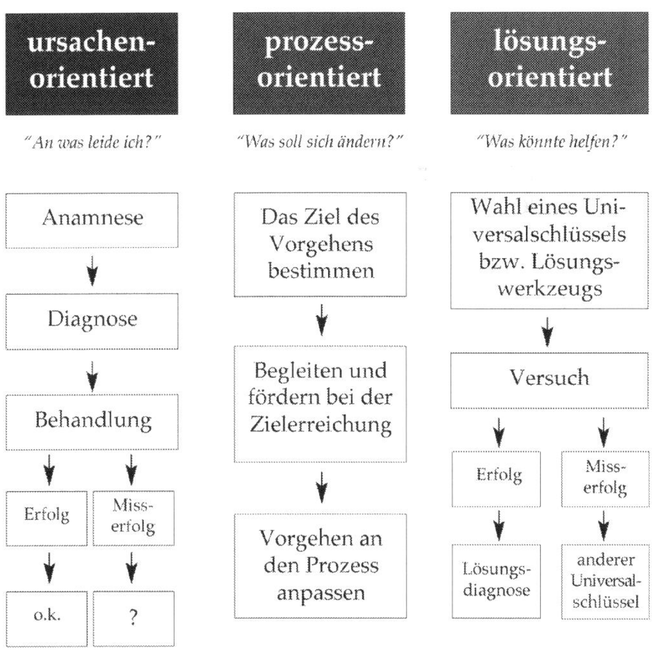

Bei der lösungsorientierten Vorgehensweise werden also nicht Ursachen oder der Verlauf einer Beschwerde in den Mittelpunkt gestellt. Sie zielt vielmehr darauf ab, mit Hilfe so genannter Universalschlüssel Lösungsansätze zu finden.

Universalschlüssel bedeutet, dass nicht wie üblich für jede Krankheit ein einzelnes Behandlungsmittel gesucht wird. Vielmehr begnügt man sich mit wenigen Universalschlüsseln, um eine Vielzahl von Beschwerden anzugehen. Mineralstoffe und Vitamine stellen zum Teil solche Universalschlüssel dar, weil sie (wie z.B. Zink oder Vitamin C) in einer komplexen Weise die Gesundung unterstützen können, auch ohne dass ein erkennbarer Mangel an einem Nährstoff vorliegt. Sie wirken dann wie ein Hausmittel bzw. eine Medizin. Die Metapher Universalschlüssel bezieht sich auf einen besonderen Schlüssel („Dietrich"), mit dem z.B. Hausmeister oder Einbrecher sämtliche Türen einer Wohnanlage öffnen können.

Wir verwenden in unserem Alltag ständig Universalschlüssel, ohne sie als solche zu bezeichnen. Beispielsweise nutzen bereits Kinder den Universalschlüssel 'Neugier', um Rätsel zu lösen. Auch in vielen Sprichwörtern oder Lebensweisheiten sind sie enthalten. In meinem Buch „99 Lösungswerkzeuge" habe ich viele davon gesammelt und beschrieben.

Da der lösungsorientierte Ansatz bereits seit den 1970er-Jahren (z.B. von Paul Watzlawick und Steve de Shazer) in der Praxis erprobt wird, liegen aus vielerlei Anwendungsfeldern (Unternehmensberatung, Supervision, Psychotherapie) gute Erfahrungen damit vor. Es ist zu hoffen, dass auch im Umgang mit körperlichen Beschwerden der lösungsorientierte Weg künftig noch häufiger genutzt wird; bereits bekannt ist unter Medizinern die so genannte "ex juvantibus"-Diagnose: Dabei wird die (bis dato unbekannte) Ursache eines Leidens anhand des erfolgreichen Heilmittels ermittelt. In diesem Sinne ist auch der Ausspruch "Wenn Zink hilft, war es ein Zinkmangel." (Dr. H. P. Bertram) aufzufassen. Zwar ist diese Sichtweise unter Ärzten oder Heilpraktikern eher ungewöhnlich, sie wird aber immer mehr als zusätzliche Chance erkannt.

Ob ein Universalschlüssel im Einzelfall hilfreich sein wird, kann im Voraus nicht gesagt werden – am besten versucht man daher zuerst diejenigen, die wenig Aufwand (Zeit, Kosten) bedürfen und keine unangenehmen Nebenwirkungen erwarten lassen. Wenn sich dann an den Beschwerden nichts ändert ("wenn die Tür nicht aufgeht"), versucht man den nächsten. Neben der Benutzung von Nährstoffen, gibt es noch eine Reihe anderer, z.T. eher simpler Universalschlüssel – einige davon sollen noch genannt werden:

1. Wenn etwas funktioniert oder nützt, machen Sie es weiterhin/häufiger.

2. Wenn etwas nicht funktioniert, hören Sie damit auf. Probieren Sie etwas anderes.

3. Behandeln oder therapieren Sie nichts Gesundes.

4. Was bei Beschwerde A hilft, kann auch bei Beschwerde B helfen.

5. Was bei Patient A geholfen hat, kann auch bei Patient B helfen.

6. Auch kompliziert erscheinende Beschwerden können durch simple Mittel gebessert werden.

7. Der Leidende ist genauso Experte im eigenen Fall wie Fachpersonal.

8. Die eigene Erfahrung ist manchmal dem aufgezeichneten Wissen überlegen.

9. Neugier auf mögliche Lösungen ist besser als blockierendes Leiden/Mitleiden.

10. Verwenden Sie Skalen (z.B. von 1-10) zur Beschreibung unterschiedlicher Beschwerdestärken.

11. Suchen Sie Ausnahmezeiten, in denen die Beschwerden nicht oder nicht so stark auftreten. Finden Sie heraus, was Sie dann anders machen.

12. Beschreiben Sie das Ziel der Behandlung. (Woran werden Sie merken, dass es Ihnen wieder besser geht?)

13. Nehmen Sie eine kooperative, passende Haltung zu Ihrer Beschwerde ein. Kämpfen Sie nicht verbissen dagegen an.

14. Benennen Sie Beschwerden so, dass die Gesundung mit eingeschlossen ist.(z.B. "Eine vorübergehende Sache")

15. Bestimmte Fragen können einen Heilungsprozess fördern, z.B.: "Angenommen, Ihre Beschwerden sind über Nacht - wie durch ein Wunder - verschwunden; wie wird der nächste Tag aussehen?" "Was hat Ihnen bei Ihrer letzten Krise oder bei den letzten Beschwerden geholfen?" "Was hätten Sie gerne statt der Beschwerde wieder oder wieder mehr?"

16. Machen Sie Urlaub oder schlafen Sie ausreichend.

17. Essen Sie etwas, das Sie schon lange vermeiden, ohne dass es wirklich notwendig wäre.

18. Trinken Sie ausreichend Wasser.

19. Verzichten Sie eine zeitlang auf tierische Eiweiße (wie Fleisch und Milchprodukte mit Ausnahme von Butter und Sahne).

20. Suchen Sie in Büchereien oder im Internet nach nützlichen Tipps.

21. Machen Sie etwas, das Sie noch nie zuvor gemacht haben.

22. Trennen Sie sich von etwas Gewohntem.

23. Machen Sie, was Sie für geeignet halten oder was Ihnen früher bereits geholfen hat.

24. Reden Sie mit verschiedenen Leuten über Ihre Beschwerden und hören Sie sich deren Antworten an.

Experten-Streit: Präparate oder Lebensmittel?

Möglicherweise ist Ihnen auch schon aufgefallen, dass die Ansichten der Experten (Mediziner, Apotheker, Heilpraktiker, Ernährungswissenschaftler) hinsichtlich der Verwendung von Mineralstoffen und Vitaminen nicht einheitlich sind. Das Meinungsspektrum reicht von der totalen Ablehnung jeglicher Zufuhr außerhalb der Nahrung über die Empfehlung für eine mäßige ‚Zulage' (z.B. von Jod oder Selen) bis hin zur vorbeugenden Einnahme recht großer Nährstoffmengen.

Anstatt sich im ‚Entweder-Oder' zu verfangen scheint uns das ‚Sowohl-als-auch' eine angemessene Alternative zu sein: Lebensmittel und Präparate können für das jeweilige Ziel angemessen sein. Was spricht dagegen, sich ausgewogen zu ernähren und zusätzlich noch eine vernünftige Menge an Mineralstoffen und Vitaminen zu sich zu nehmen? Wer sich jedoch aus grundsätzlichen Gründen („ich nehme keine Tabletten", „ich lehne jegliche Chemie ab") nicht mit Präparaten anfreunden möchte, nimmt sich dadurch die Chance, benötigte Stoffe rasch und bequem zu sich zu nehmen.

Selbstverständlich können Sie Ihren Vitamin-B12-Bedarf auch durch den Verzehr von Innereien decken – den meisten Menschen scheint es jedoch sinnvoller, einmal die Woche ein kleines Tablettchen mit dem benötigten Stoff zu schlucken. Andersherum könnte es z.B. beim Thema Selen gehen: Weshalb teure Präparate kaufen, wenn man in Form von leckeren Kokosraspeln (in „Bounty"-Riegeln, Müslis oder Keksen) die gleiche Menge dieses wichtigen Stoffs zu sich nehmen kann?

An den folgenden Anwendungsbeispielen wird vielleicht deutlich, dass die Diskussion um den ‚richtigen' Weg in der Praxis weitgehend bedeutungslos ist – viel entscheidender als der Expertenstreit scheint die tatsächliche praktische Erfahrung des Einzelnen mit der Verwendung von Mineralstoffen und Vitaminen im konkreten Bedarfsfall: Wenn ich selbst herausgefunden habe, dass mir ein bestimmter Stoff (ob nun durch Lebensmittel oder Präparate zugeführt) gegen eine bestimmte Beschwerde hilft (und sich keine unerwünschten Nebenwirkungen zeigen), dann werde ich diese Erfahrung ernst nehmen!

Bsp. für akute Beschwerden und Heißhunger: Herr Peters arbeitet bei einer Umzugsfirma. Obwohl er selten krank und 'kräftig wie ein Bär' ist, quälen ihn immer wieder Rückenschmerzen. Zwar entlastet ihn die vom Arzt verordnete Krankengymnastik ein wenig, von Beschwerdefreiheit kann aber keine Rede sein. Als seine Tochter ihn eines Morgens fragt, ob er ihr jetzt das "Nutella" streitig machen wolle, wird er stutzig: Alles, was mit Haselnüssen zu tun hat, zieht ihn unwiderstehlich an. Beides zusammen – die Rückenschmerzen und die Lust auf Haselnüsse – lässt nach den darauf folgenden Recherchen den Schluss zu, dass er sich versuchsweise besser mit dem Mineralstoff Mangan versorgen sollte.

Bsp. für das persönliche Risiko-Profil: Sarah betreibt seit ihrem zwölften Lebensjahr Leistungssport und hat es darin zu einigen Erfolgen gebracht. Um den Wettkampfstress abzubauen, nimmt sie stets eine Kanne Tee oder Kaffee mit im Stadion. Außerdem schwört sie auf süße Schokoriegel, auch wenn ihr Mannschaftsarzt hierfür wenig Verständnis zeigt. Das Risikoprofil für Sarah zeigt die Gefahr einer Unterversorgung mit Vitamin B1 (Leistungssportlerin, Stress, hoher Tee-, Kaffee- und Zuckerkonsum, 'Pille').

Bsp. für die Auswertung der Kompaktinformationen: Nachdem Sarah gemerkt hat, dass sie möglicherweise zu wenig Vitamin B1 zu sich nimmt, überprüft sie die Details. Tatsächlich entdeckt sie einige Vitamin-B1-reiche Lebensmittel, auf die sie regelmäßig großen Appetit hat (Pistazien und Sonnenblumenkerne). Auch bei den typischen Beschwerden erkennt sie Bekanntes wieder: So leidet sie oft nach Wettkampfwochenenden unter Störungen des emotionalen Gleichgewichts, unter schmerzhaften Wadenkrämpfen und Kopfschmerzen. Auch dass ihre Verletzungen häufig nur langsam ausheilen, passt in das typische Bild eines Vitamin B1-Mangels.

Bsp. für die Verwendung von Universalschlüsseln: Herr Peters hat bereits kurz nach regelmäßiger Einnahme eines Mangan-Präparats deutlich weniger Rückenbeschwerden. Nach einem Jahr treten sie jedoch erneut auf. Zunächst ist er ratlos, der Hinweis auf den Universalschlüssel 'Ausnahmezeiten' hilft ihm nun weiter: Durch das Mangan und regelmäßige Gymnastik waren die Beschwerden fast vollständig verschwunden; beides hatte er in den letzten Monaten wieder vernachlässigt. Bevor er nun etwas völlig Neues versucht, kann er an die bereits gemachten nützlichen Erfahrungen anknüpfen.

Warum Ihre persönlichen Erfahrungen so wichtig sind

Je mehr Erfahrungen Sie mit Mineralstoffen und Vitaminen machen, desto selbstverständlicher werden Sie diese in Ihr Einkaufs- und Ernährungsverhalten mit einbeziehen.

Mineralstoffe und Vitamine gehören überwiegend zu den fast nebenwirkungsfreien Möglichkeiten, Einfluss auf körperliche und mentale Prozesse zu nehmen. Dabei haben sie gegenüber herkömmlichen Medikamenten einen ganz entscheidenden Vorteil: unser Körper ist bereits seit der ersten Zellteilung an sie gewöhnt. Im Laufe der

Evolution hat er gelernt, sie bestmöglich einzusetzen – Hunderte von Enzymen und Tausende von Stoffwechselprozessen wären ohne ihre Anwesenheit lahmgelegt.

Über die Nahrung bzw. den darin enthaltenen Nährstoffen nehmen wir somit bereits einen enormen Einfluss auf unser Befinden, meist ohne uns dessen bewusst zu sein. Was könnte also dagegen sprechen, es in Zukunft auch absichtlich und gezielt zu versuchen? Wer etwas Neues lernt, sträubt sich anfangs häufig ein wenig dagegen. Vielleicht aus Angst, Fehler zu machen oder dumm dazustehen. Doch nach den ersten kleinen Erfolgen bekommen wir Lust auf mehr und nehmen uns ausreichend Zeit, das gewünschte Wissen aufzunehmen. Beim Autor war dies die Entdeckung, wie leicht sich mit einer ausreichenden Zinkversorgung Erkältungen fernhalten lassen.

Noch vor wenigen Jahren gab es kaum Bücher zu diesem Thema – heute erscheinen jährlich mehrere davon. Neben sachlichen Informationen benötigen wir jedoch die eigene Erfahrung und jemand, der uns bei aufkommenden Fragen kompetent Auskunft geben kann. Womöglich kennen Sie schon Apotheker, Ärzte oder Heilpraktiker, die dafür in Frage kommen; auch im Internet gibt es inzwischen eine Vielzahl von Gelegenheiten, sich fachlichen Rat einzuholen.

Letztlich wird es aber doch die eigene Erfahrung sein, auf die es ankommt!

Dieses Buch soll Sie motivieren, sich ausgewogener zu ernähren und Ihre persönlichen Risikofaktoren zu vermindern. Darüber hinaus kann es Ihnen bei Alltagsbeschwerden nützliche Tipps geben und Sie bei ernsthaften Krankheiten mit bisher vielleicht nicht bedachten Möglichkeiten bereichern. Falls Sie sich schon länger mit den hier vorgestellten Nährstoffen beschäftigen, werden Sie sicher die eine oder andere Information finden, die Ihr Wissen vervollständigt.

Einschätzung der Wichtigkeit von Nährstoffen

Als Anhaltspunkt für eine Reihenfolge der Wichtigkeit (auf welche Mineralstoffe und Vitamine Sie besonders acht geben sollten) kann Ihnen die folgende Abstufung dienen. Je nach individuellem Bedarf und Erfahrung können Sie die Stoffe darin austauschen und so eine für Sie selbst zutreffende Gewichtung vornehmen – wobei alle aufgeführten Stoffe als potentiell lebenswichtig eingestuft sind.

Gruppe 1 (extrem wichtig):

Vitamin C
Zink
Vitamin B12
Jod

Gruppe 2 (sehr wichtig):

Magnesium
Selen
Vitamin E
Vitamin D

Gruppe 3 (wichtig):
Calcium
Eisen
Mangan
Chrom
Vitamin A
Biotin
Lithium
Vitamin B6
Vitamin B2
Vitamin B1
Folsäure
Kupfer
Bor
Fluor
Silizium
Natrium,
Kalium
Schwefel
Phosphor
Molybdän
Vitamin K
Niacin
Pantothensäure
Vanadium

Übersicht: Vorkommen in Lebensmitteln

In dieser Liste finden Sie Lebensmitteln, in denen die genannten Nährstoffe in größerer Menge* und gut verfügbar vorhanden sind. Details finden Sie auf den folgenden Seiten.

In veganen Lebensmitteln:

Biotin:	Nüsse, Walnüsse
Bor:	Pfirsich, Haselnuss, Erbsen, Gurke, Chicorée
Calcium:	div. Mineralwässer, grüne Gemüse
Chrom:	Getreide, Paranüsse, Bierhefe
Eisen:	Sesam, Hirse, Hafer, Linsen, Soja
Fluorid:	Walnüsse, div. Wässer
Folsäure:	Kichererbsen, Sojabohnen, Gurken
Jod:	jodiertes Salz, Algen (bei Algen droht Überdosierung)
Kalium:	Kartoffeln, Bohnen, getr. Aprikosen, Tomatenmark
Kupfer:	Kokos, Kakao, Cashews
Lithium:	div. Heilwässer (z.B. Fachinger, Hirschquelle)
Magnesium:	Getreide, Sonnenblumen- u. Kürbiskerne, Nüsse
Mangan:	Haselnüsse, Mohn, Hafer, Kakao
Molybdän:	Getreide
Natrium:	Oliven, gesalzene Speisen
Niacin:	Kaffee, Erdnüsse, Pilze, Reis
Pantothensäure:	Erdnüsse, Melone
Phosphor:	Gemüse, Salate, Sesam
Schwefel:	Sesam
Selen:	Sesam, Kokos, Pistazien
Silizium:	Pektin, Kartoffeln, Hafer, Kieselerde
Vanadium:	–
Vitamin A:	grüne Gemüse
Vitamin B1:	Vollkornprodukte, Rohkost, Erdnüsse
Vitamin B2:	Mais, Spinat, Mandeln
Vitamin B6:	Hirse, Linsen, Nüsse
Vitamin B12:	in veganen Lebensmittel nicht in aufnahmefähiger Form vorhanden, es sei denn durch Verunreinigungen
Vitamin C:	Brokkoli, Paprika, Kiwi, Orangen, Sauerkraut, Johannisbeeren
Vitamin D:	Pilze, (Sonnenlicht im Sommerhalbjahr)
Vitamin E:	Sonnenblumenkerne, Erdnuss, Haselnuss, Olivenöl
Vitamin K:	Spinat, Kohl, Brokkoli, Salat, Sauerkraut
Zink:	Cashews, Sonnenblumenkerne, Pinienkerne, Kakao

In tierischen Lebensmitteln:

Biotin:	Rinderleber, Rinderniere, Eigelb
Bor:	–
Calcium:	Milch, Käse
Chrom:	–
Eisen:	Leber
Fluorid:	Bückling, div. Käse
Folsäure:	Eier, Leber
Jod:	Seelachs, Scholle, Makrele
Kalium:	–
Kupfer:	Leber, Austern
Lithium:	Eier, Fleisch, Milch
Magnesium:	–
Mangan:	–
Molybdän:	Innereien, Karpfen
Natrium:	gesalzene Speisen, Wurst, Heringe
Niacin:	Fische, Hühnerfleisch
Pantothensäure:	Heringe, Leber, Eigelb
Phosphor:	Milch, Käse
Schwefel:	Käse, Fische, Leber, Fleisch
Selen:	Fische
Silizium:	–
Vanadium:	–
Vitamin A:	Käse, Fisch, Hühnerleber
Vitamin B1:	Bierhefe
Vitamin B2:	Leber, Makrele
Vitamin B6:	Sardine, Leber, Lachs
Vitamin B12:	Leber, Niere, Makrele, Hering, Quark
Vitamin C:	–
Vitamin D:	Fische, Leber, Eigelb
Vitamin E:	–
Vitamin K:	Leber
Zink:	Austern, Rindfleisch, Leber

* Die Inhaltsstoffe der Lebensmittel können jedoch je nach Gegend, Bodenbeschaffenheit, Lagerung und Verarbeitung stark schwanken.

Wer einen bestimmten Nährstoff „sicher" und in einer gewissen Menge aufnehmen möchte, ist häufig mit einem entsprechenden Präparat besser bedient.

III. Kompaktinformationen zu 32 lebenswichtigen Mineralstoffen und Vitaminen

Übersicht: Bedarfsmengen

Nährstoff	Aufnahme/Bedarf pro Tag*	therapeut. Dosis**
Biotin	0,030-0,100mg	0,100-3mg
Bor	1-10mg (geschätzt)	
Calcium	800-1500mg	1000-1500mg
Chrom	0,050-0,200mg	0,200-0,300mg
Eisen	10-15mg	10-50mg
Fluorid	0,100-4mg	
Folsäure	0,300-0,600mg	0,400-2mg
Jod	0,100-0,300mg	0,100-1mg
Kalium	2000-5000mg	
Kupfer	1,5-3mg	bis 4mg
Lithium	1-2,5mg	ab 1mg
Magnesium	300-450mg	300-1500mg
Mangan	2-5mg	2-50mg
Molybdän	0,075-0,250mg	0,100-1mg
Natrium	500-3000mg	
Niacin	15-18mg	100-6000mg
Pantothensäure	5-8mg	50-1000mg
Phosphor	1200-1700mg	
Schwefel	ca. 900mg	
Selen	0,020-0,100mg	0,350-3,5mg
Silizium	10-40mg	
Vanadium	unbekannt	
Vitamin A	1mg	
Vitamin B1	1,1-1,4mg	bis zu 200mg
Vitamin B2	1,5-1,7mg	10-400mg
Vitamin B6	1,3-1,8mg	20-200mg
Vitamin B12	0,002-0,003mg	0,010-60mg
Vitamin C	60-100mg	50-18000mg
Vitamin D	0,005-0,010mg	0,010-0,020mg
Vitamin E	8-12mg	100-1000mg
Vitamin K	0,065-0,080mg	0,030-0,100mg
Zink	8-25mg	5-100mg

* Die Angaben beziehen sich in der Regel auf gesunde Erwachsene mit einer völlig ausgewogenen Ernährungsweise. Sie schwanken jedoch je nach Quelle, Land und Jahr der Veröffentlichung.

** sofern Daten dazu vorhanden waren

Biotin

Der beste Freund von Haut und Hufe.

Nach der korrekten Definition von Vitaminen dürfte das Biotin gar nicht zu diesem erlauchten Kreis gerechnet werden. Ursprünglich ging man nämlich davon aus, dass Vitamine Stoffe sind, die dem Körper von außen mit der Nahrung zugeführt werden müssen. Bei Biotin wurde jedoch bald klar, dass auch Darmbakterien in der Lage sind, es herzustellen und nach Gebrauch auch wieder zu recyceln.

Manche Neugeborene leiden unter an einer vererbten Schädigung der Biotinverwertung. Wird dies nicht entdeckt, kommt es zu Hautausschlägen und Haarverlust, schließlich erbricht sich das Kind, es fällt ins Koma und stirbt. Hier wird deutlich, wie lebenswichtig Vitamine sein können – denn führt man die benötigte Menge diesen als "Vitamin B7" zur B-Gruppe gezählten Stoffes von außen zu, verschwinden die Symptome.

Zum Glück ist diese Krankheit sehr selten und wird heute durch eine spezielle Vorsorgeuntersuchung entdeckt. Eine vergleichbare Mangelsituation lässt sich beim Erwachsenen auch künstlich herstellen, indem täglich sechs bis zehn rohe Eier gegessen werden. Im Eiklar befindet sich nämlich der Stoff Avidin, der mit Biotin eine so feste Verbindung eingeht, dass es nicht mehr verwendet werden kann. Außerdem bedrohen starke Antibiotika unsere Biotinproduzenten im Darm. Sie zerstören nämlich nicht nur die krankmachenden Bakterien, sondern auch die nützlichen.

Noch gibt es einige Unklarheiten über die Wirkung von Biotin bzw. Biotinmangel. Als sicher gilt bisher, dass Hefe ohne Biotin nicht wachsen kann, es bei Tieren für starke Hufe sorgt, Hauterkrankungen lindert und zusammen mit dem körpereigenen Insulin den Blutzuckerwert reguliert. Biotin transportiert den Baustoff Schwefel nicht nur in die Nägel, sondern auch in Haut und Haare. Ein weiterer Name für Biotin, "Vitamin H", erinnert daran. Zu den Vermutungen muss noch gerechnet werden, dass die Phänomene 'plötzlicher Kindstod', das Ergrauen der Haare oder die lästigen Schuppen etwas mit Biotinmangel zu tun haben.

Daten zu Biotin (Vitamin B7, Vitamin H)

Aufnahme-Empfehlung/Tag: 0,030-0,100mg

Therapeutischer Dosierungsbereich: bis 10mg bei genetisch bedingtem Mangel, sonst 0,100-3mg.

Überdosierung ab: keine bekannt, auch bei über 60mg pro Tag.

Bsp. für Vorkommen in veganen Lebensmitteln je 100g:
Avocado 0,010mg, Naturreis 0,012mg, Champignons 0,016mg, Gartenerbse 0,019mg, Kakao 0,020mg, Hafer/-flocken 0,020mg, Erdnüsse 0,035mg, Walnüsse bis zu 0,035mg, Sojabohnen 0,060mg

Bsp. für Vorkommen in tierischen Lebensmitteln je 100g:
Eigelb bis 0,070mg, Rinderniere bis 0,090mg, Rinderleber 0,100mg.

Verwendung: Bildung von essenziellen Fettsäuren, Blutzuckerverwertung, Zellwachstum.

Mögliche Mangelerscheinungen: schuppige Hautveränderungen an Händen, Armen und Beinen, Austrocknung und Verfärbung der Schleimhäute, nervöse Störungen, Panikzustände, Haarausfall, Glatzenbildung, evtl. Neurodermitis, Übelkeit, Anorexie, Nagelwachstumsstörungen, psychische Beschwerden, Halluzinationen, Depressionen, Fortpflanzungsstörungen, Magenschmerzen, Muskelschmerzen, Taubheit und Kribbeln in Armen und Beinen, Angstzustände, Müdigkeit.

Mögliche Mangelursachen: regelmäßiger Verzehr von rohen Hüh-nereiern, genetisch bedingter Mangel, Zerstörung der Darmflora, Alkohol- oder Drogenmissbrauch, Schwangerschaft, Stillzeit, Fastenkuren.

Kennzeichen für Überdosierung: keine bekannt.

Interaktionen: Biotin unterstützt Vitamin K

Sonstiges: Der Bedarf an Biotin kann teilweise durch die Eigenproduktion von Darmbakterien gedeckt werden.

Eigene Notizen

....

....

....

....

....

....

....

....

....

....

....

....

....

....

....

....

....

....

....

....

Bor

Was Schwangere an Gurken magisch anzieht.

Wenn im alten Ägypten Mumien für die letzte Reise präpariert wurden, spielte dabei auch ein Stoff eine Rolle, der heute als "Borax" bezeichnet wird; eine in der Natur vorkommenden Verbindung des Elements Bor. Noch heute wird Borax für technische Anwendungen benötigt (z.B. zum Emaillieren), so dass die Fachwelt staunte, als 1981 zwei amerikanische Forscher (Hunt und Nielsen) die Behauptung aufstellten, Bor sei auch für den menschlichen Organismus ein lebenswichtiges Element.

Nielsen und seine Mitarbeiter entdeckten, dass Zebrafisch-Babys, die in borarmem Aquarienwasser gehalten wurden, innerhalb der ersten zehn Tage zu 92% starben, im borhaltigen Wasser jedoch nur zu einem Drittel. Die Nachforschungen ergaben, dass Bor offensichtlich bei der Zellteilung eine unbedingt nötige Voraussetzung darstellt.

Bedenkt man nun, dass Gurken eine der borreichsten Nahrungsquellen für den Menschen überhaupt sind, verwundern die Gelüste Schwangerer auf diesen Stoff kaum; denn der heranwachsende Embryo ist mit nichts so sehr beschäftigt wie mit der Zellteilung; zeitweise werden in kurzer Zeit mehrere Millionen neue Zellen gebildet – wehe, wenn da zu wenig Bor zur Verfügung steht!

Forschungsarbeiten von Nielsen und seinen Mitarbeitern vom United States Department of Agriculture (2002) zeigen, dass auch der Knochenaufbau, die Hirn- und die Immunfunktion Bor benötigen und es den Hormonhaushalt beeinflusst.

Nachdem Bor bisher nur eine kleine Bedeutung in der Augenheilkunde hatte, scheinen sich für die nächsten Jahre weitere Anwendungsfelder zu erschließen und eine Aufnahme in den Club der offiziell als 'lebenswichtig' anerkannten Elemente ist nicht ausgeschlossen. Konkrete Bormangelerscheinungen beim Menschen wurden bisher noch nicht beschrieben, Gärtnern ist das Phänomen bei Pflanzen jedoch schon seit längerem bekannt.

Daten zu Bor

Aufnahme-Empfehlung/Tag: keine vorliegend, geschätzte Aufnahme pro Tag 1 - 10mg (je nach Ernährung und Bodenbeschaffenheit).

Therapeutischer Dosierungsbereich: unbekannt.

Überdosierung ab: unbekannt.

Bsp. für Vorkommen in veganen Lebensmitteln je 100g: Apfel 0,11 - 0,43mg, Artischocke 0,24 - 0,48mg, Gartenbohne weiß 0,35 - 0,51mg, Pflaume 0,12 - 0,63mg, Knoblauch 0,34 - 0,63mg, Rotwein 0,27 - 0,65mg, Austernpilze 0,65mg, Feige getr. 0,71mg, Quinoa 0,80mg, Linsen 0,54 - 0,85mg, Aprikose 0,36 - 0,86mg, Walnuss 0,42 - 1,27mg, Avocado 0,37 - 1,34mg, Rosine 0,7 - 1,6mg, Sellerie 0,6 - 1,6mg, Erdnuss 0,5 - 1,8mg, Chicorée 2,1mg, Haselnuss 2,2mg, Mandel 0,5 - 2,3mg, Erbsen 1,3 - 2,3mg, Rettich 1,6 - 2,5mg, Rote Rübe 1,0 - 3,5mg, Gurke 1,8 - 4,7mg, Kohlrübe 2,5 - 7mg, Pfirsich 5,0 - 9,0mg

Bsp. für Vorkommen in tierischen Lebensmitteln je 100g: –

Verwendung: Zellteilung, Hormonhaushalt (stimmuliert evtl. die Östrogenbildung), Knochenaufbau.

Mögliche Mangelerscheinungen: evtl. Störungen im Knochenaufbau, der Motorik oder in der Hirn- und Immunfunktion, Aufmerksamkeitsdefizite, Arthritis (noch in der Erforschung).

Mögliche Mangelursachen: zufällige oder absichtliche Vermeidung borreicher Lebensmittel, Nahrung von borarmen Böden, hoher Verlust aus dem Körper (evtl. durch Antibiotika), Verzehr überwiegend tierischer Lebensmittel.

Kennzeichen für Überdosierung: evtl. Hemmung bestimmter Enzymaktivitäten

Interaktionen: bremst die vorzeitige Ausscheidung von Calcium, Magnesium und Phosphor (im Versuch mit älteren Frauen bei Einnahme von 3mg/Tag).

Eigene Notizen

Calcium

Pro Kind einen Zahn opfern?

Zunächst klingt es nicht viel, wenn man hört, dass ein Baby bis zu seiner Geburt ungefähr 35 Gramm Calcium aus der Mutter abzweigt – schließlich steht dem ein fast 50 mal höherer Vorrat gegenüber. Die Tücke liegt im Detail: 99% des Calciums sind in den Knochen gespeichert, also nicht beliebig verfügbar. Gleichzeitig achtet unser körpereigenes Steuerungsprogramm darauf, dass im Blutserum stets eine konstante Menge (ca. 100mg pro Liter) zirkuliert; viel Spielraum bleibt also nicht, vor allem bei calciumarmer Ernährung.

Was geschieht, wenn nicht genügend Nachschub über die Nahrung kommt und der Embryo seine Tagesration fordert? Ganz einfach: die Vorräte werden angeknabbert, und die lagern in den Knochen und den Zähnen. Mit der Geburt des neuen Erdenbürgers ist dessen Calciumbedarf natürlich noch nicht gedeckt und so zieht er, auch während er gestillt wird, weiter fleißig seine Baustoffe aus den Reserven der Mutter ab. Muttermilch hat mit 75% praktischerweise den höchsten Grad an Verfügbarkeit. Spinat bringt es im Vergleich dazu gerade mal auf magere 5%, Milch immerhin auf 30%.

Womit wir bei einem wichtigen Zusammenhang angekommen sind: der Verfügbarkeit eines Mineralstoffs, den wir mit der Nahrung zu uns nehmen. Dieser schwankt unter Umständen sehr stark und hängt von vielen Faktoren ab. Calcium benötigt zum Beispiel Vitamin D sowohl für die Übernahme vom Darm in die Blutbahn als auch für den Einbau in die Knochen und Zähne. Steht gerade nicht genügend Vitamin D zur Verfügung (z.B. weil es Winter ist und die Sonne nicht so häufig scheint oder das Solarium geschlossen ist), landet das Calcium weitgehend ungenutzt in der Kläranlage.

Neben dem Vitamin D kümmern sich noch weitere Helfer um den Verbleib des Calciums: Geschlechtshormone (Östrogen, Testosteron) schützen unsere Vorräte vor raschem Abbau; wenn wir uns viel bewegen, wird die Aufnahme forciert und ausreichende Flüssigkeitszufuhr unterstützt die Verteilung.

Übrigens brauchen Sie weder vor Nierensteinen noch vor Verkalkung durch eine höhere Calciumaufnahme Angst zu haben, diese Befürchtungen sind längst durch Untersuchungen widerlegt.

Daten zu Calcium

Aufnahme-Empfehlung/Tag: 800-1500mg

Körperbestand: 1,2-1,5kg (zumeist in Knochen und Zähnen)
Therapeutischer Dosierungsbereich: 1000-1500mg

Überdosierung: gefahrlos bis 2000mg/Tag; nicht bei Nebenschilddrüsen-Überfunktion und Vitamin-D-Vergiftung.

Bsp. für Vorkommen in veganen Lebensmitteln je 100g: manche Mineralwässer ca. 50mg, Mangold 105mg, Brokkoli bis 130mg, Löwenzahnblätter 165mg, Grünkohl 212mg, Haselnüsse 216mg, Mandeln 252mg, getrocknete Möhren 256mg, Kerbel 400mg, Sesam 785mg, Mohn 1460mg.

Bsp. für Vorkommen in tierischen Lebensmitteln je 100g: Milch, Joghurt, Kefir ca. 120mg, Ölsardinen 354mg, Ziegenkäse 430mg, Kuhmilchkäse - z.B. Edamer 795mg, Parmesan 1210mg.

Verwendung: Bildung von Knochen und Zahnsubstanz, Blutgerinnung, mindert Allergien (Anti-Histaminwirkung), Darmkrebs-Prävention, mindert evtl. hohen Blutdruck, mindert prämenstruelles Syndrom (zusammen mit Magnesium und Mangan).

Mögliche Mangelerscheinungen: Entkalkung des Skeletts, Rachitis, Osteoporose, Knochenbrüche, erhöhte Erregbarkeit des Nervensystems und der Muskulatur (hohe Schmerzempfindlichkeit, Tetanie, Muskelzuckungen, -krämpfe), Karies, Parodontose, Nagelmissbildung, brüchige Nägel, Haarausfall, Reizhaut, Ekzeme.

Mögliche Mangelursachen: Zufuhrmangel (z.B. keine Milchprodukte), hoher Eiweiß- oder Fettanteil in der Nahrung, Vitamin-D-Mangel (zu wenig Sonnenlicht), geringe körperliche Aktivität, Überschuss an Magnesium und Phosphor (Colagetränke), hoher Kaffee- oder Alkoholkonsum, Schwangerschaft, Stillzeit, Nikotin, Verwendung von Abführmitteln und harntreibenden Medikamenten, falsche Nahrungszubereitung (zu langes Wässern und Kochen), Magensäuremangel.

Idealer Einnahmezeitpunkt für Präparate: nicht gemeinsam mit Zink, Magnesium, Mangan – zeitlich 2-3 Std. getrennt.

Eigene Notizen

Chrom

Heißt Zucker herzlich willkommen!

Chrom wurde zwar bereits im Jahr 1797 von einem Franzosen namens Vauquelin entdeckt, trotzdem dauerte es noch über 150 Jahre, bis man 1959 seine lebenswichtige Bedeutung für den menschlichen Organismus erkannte.

Seither wurden erstaunliche Tatsachen herausgefunden: beispielsweise, dass 90% aller Übergewichtigen unter Chrommangel leiden oder dass beim Mahlen von Getreide zu hellem Mehl fast 100% davon verloren gehen. Beim weltweiten Nachprüfen der Chromaufnahme mit der Nahrung beobachtete man große Unterschiede: zwischen 0,030 und 0,140mg pro Tag schwanken die Mengen; eine Messung aus Österreich (Wilpinger, 1994) ergab einen Durchschnitt von nur 0,035mg, für Deutschland wird eine Aufnahme von ca. 0,062mg angenommen. Ideal wären wohl 0,200mg.

Gibt es also einen verbreiteten Chrommangel? Leiden Sie selbst sogar darunter und müssten etwas unternehmen? Ob es sich lohnt, dieses Thema bei Ihrem nächsten Arztbesuch anzuschneiden erkennen Sie vielleicht daran, dass Ihnen die beschriebenen Mangelfolgen bekannt vorkommen. Gehören Sie zu den leider immer zahlreicher werdenden 'Typ II-Diabetikern' sollten Sie das Thema auf jeden Fall ernst nehmen: viele Ihrer Leidensgenossen haben nämlich zu niedrige Chromspiegel im Blut - und Chrom arbeitet mit Insulin zusammen an der Zuckerverwertung. Weitere Risikofaktoren sind Schwangerschaft, Stress, Alter oder regelmäßiger Leistungssport; in Sportfachgeschäften gibt es bereits spezielle Getränke, um den Chrombestand nach einem Wettbewerb wieder zu normalisieren.

Wollen Sie solchen Problemen vorbeugen, ist die Verwendung von Vollkornmehl und der Abschied vom Weißbrot ein erster Schritt, allerdings ist eine hohe Chrommenge auch hier nicht garantiert, weil die Böden, auf denen das Getreide wächst, unterschiedlich viel Chrom enthalten. Ein relativ sicherer Weg über Nahrungsmittel wäre die Verwendung von Bierhefe (z.B. als Soßenzusatz).

Daten zu Chrom

Aufnahme-Empfehlung/Tag: 0,050-0,200mg

Therapeutischer Dosierungsbereich: 0,200-0,300mg

Körperbestand: ca. 6mg

Bsp. für Vorkommen in veganen Lebensmitteln je 100g: Haselnüsse 0,012mg, Mohn 0,012mg, Gerste 0,013mg, Dinkel 0,021mg, Mais 0,001 - 0,037mg, Paranüsse 0,100mg, Kakao 0,159mg, Weizen 0,002 - 0,175mg, Bierhefe 0,200mg.

Verwendung: bei Diabetes, zur Regulierung der Glukoseintoleranz, in der Schwangerschaft, bei Leistungssportlern.

Mögliche Mangelerscheinungen: gestörte Glukoseintoleranz (erhöhter Blutzucker nach dem Essen), verminderte Insulin-Wirkung, Müdigkeit, Kopfschmerzen, Energielosigkeit, Konzentrationsstörungen (durch Hyperglykämie – abnormal erhöhter Zuckerwert im Blut), erhöhte Cholesterinwerte im Blut, Nervenstörungen, Gewichtsverlust, Wachstumsstörungen, reduzierte Spermienbildung in den Keimdrüsen, evtl. Schwangerschaftsdiabetes.

Mögliche Mangelursachen: Zufuhrmangel durch einseitige Ernährung mit industriell verarbeiteten Nahrungsmitteln, Stress, Infektionskrankheiten, Leistungssport, Alterungsprozess.

Interaktionen: durch gleichzeitige Vitamin-C-Zufuhr während des Verzehrs chromreicher Nahrung wird die Chromaufnahme deutlich gesteigert (ähnlich wie bei Eisen).

Eigene Notizen

....

....

....

....

....

....

....

....

....

....

....

....

....

....

....

....

....

....

....

....

Eisen

Ohne geht dem Blut die Luft aus.

Sind Sie auch schon einmal nach Luft schnappend bei Freunden im fünften Stock angekommen? Erkennen Ihre Arbeitskollegen Sie stets von weitem an Ihrer vornehmen Blässe im Gesicht? Oder zeigen Ihre Fingernägel gar regelmäßig tiefe Rillen und Furchen?

Jede Sekunde werden ca. zwei Millionen rote Blutkörperchen gebildet und halten so unsere 25.000.000.000.000 (25 Billionen) zählende Mannschaft jung und leistungsfähig. Bergbewohner haben sogar nochmal bis zu 80% mehr, und jedes von ihnen besteht hauptsächlich aus dem Blutfarbstoff Hämoglobin mit seinem Eisenkern. Sie sehen: Eisen ist für uns unabdingbar und ein Mangel daher leicht im Blut feststellbar. Greifen wir unsere 'eiserne Reserve' zu sehr an oder sorgen nicht für genügend Nachschub, treten die erwähnten Anzeichen auf.

Vorsicht ist nicht nur in der Schwangerschaft und Stillzeit geboten (ein Kind entführt ca. 1000mg Eisen, also ein Fünftel des Körperbestandes), auch Vegetarier, Patienten mit hohem Blutverlust, Blutspender, Bergsteiger oder Frauen mit starken Monatsblutungen müssen achtsam sein. Möchten Sie vorsorgen, werden Sie sicher nicht zu einem Vorschlag aus der Antike greifen wollen und rostige Nägel in Äpfel stecken – machen Sie es Ihrem Körper leicht, indem Sie zu eisenhaltigen Mahlzeiten (z.B. zu Fleisch) gleichzeitig etwas Vitamin-C-reiches essen (die berühmte Zitronenscheibe oder den Salat zum Steak); das bewirkt nämlich ein 3-4 mal verbesserte Aufnahme. Denn diese ist nicht ganz unkompliziert und beträgt z.B. aus Spinat nur ganze 1,5% der vorhandenen 3mg/100g. Aus der Muttermilch gelingt das im Vergleich zu ca. 70%.

Idealer Einnahmezeitpunkt für Präparate: mindestens 30 Minuten vor der Mahlzeit. Häufig genügt eine höhere Vitamin-C-Zufuhr (z.B. durch etwas Orangensaft oder Obst zum Essen).

Noch zwei Warnungen: Eisenpräparate gehören außerhalb der Reichweite von Kindern, sie könnten diese mit Bonbons verwechseln und schweren Schaden nehmen. Gefahr droht zudem noch aus ganz anderer Richtung: wenn Sie zu jeder Mahlzeit eine Eisentablette einnehmen, hindern Sie dadurch den Mineralstoff Zink weitgehend daran, aufgenommen zu werden. Es wäre nicht das erste Mal, dass durch eine notwendige Eisenzufuhr ein Zinkmangel ausgelöst wird.

Daten zu Eisen

Aufnahme-Empfehlung/Tag: 10-15mg, Schwangere 30mg, Stillende 20mg.

Körperbestand: 4000-5000mg, davon 66-74% im Blut.

Therapeutischer Dosierungsbereich: 10-50mg.

Bsp. für Vorkommen in veganen Lebensmitteln je 100g: Mandeln 4mg, Haferflocken 4,6mg, Roggen 4,6mg, Gartenbohne 6mg, Sonnenblumenkerne 6,3mg, Pfifferlinge 6,5mg, Sojabohne 8,5mg, Hirse 9mg, Mohn 9,5mg, Sesam 10mg, Kakao 12mg, Bierhefe 17,5mg.

Bsp. für Vorkommen in tierischen Lebensmitteln je 100g: Rinderleber 7mg, Rinderniere 10mg, Austern 5-13mg.

Verwendung: Sauerstofftransport, Hauptbestandteil der roten Blutkörperchen, Enzymbestandteil.

Mögliche Mangelerscheinungen: Kopfschmerzen, Blutarmut (Anämie), Schlappheit, Müdigkeit, verminderte körperliche Leistungsfähigkeit und Ausdauer, Appetitmangel, brüchiges Haar, Rillen in den Fingernägeln, Gefühlsstörungen in Händen und Füßen, Mundwinkeleinrisse, Zungenentzündung, Speiseröhrenentzündung, Sprödigkeit der Haut, Löffelnagelbildung, schlechte Konzentration, Gereiztheit, Blässe, Unlust, Störungen der Wärmeregulation, Wetterfühligkeit.

Mangelursachen: einseitige Ernährung, Schwangerschaft (Gesamtbedarf pro Schwangerschaft 800-1200mg), Monatsblutung, Unfallblutung, Blutspende, bei Babys: (zu frühe) Umstellung auf Kuhmilch (schlechtere Aufnahme als aus Muttermilch), häufiges Bergsteigen in größeren Höhen, Leistungssport.

Kennzeichen für Überdosierung: Bauchkrämpfe, Schockzustände. Bei Eisenspeicherkrankheit keine Eisenpräparate zuführen (Kennzeichen dafür können die Braunfärbung der Haut, Hodenschwund oder Diabetes sein).

Interaktionen: Vitamin C verstärkt die Aufnahme, Phytin (im Getreide), Oxalsäure (z.B. im Spinat), Calcium (Milch, Käse) vermindern sie.

Eigene Notizen

Fluorid

Macht Zähne fest und Zahnärzte arbeitslos.

Wollen Sie den Millionen von hungrigen Bakterien auf Ihren Zähnen das Leben schwer machen? Verzichten Sie einfach auf alles, was auch nur eine Spur zugesetzten Zuckers (auch in Form von Honig, Sirup etc.) enthält, pflegen Sie Ihre Zähne penibel und achten Sie auf eine ausreichende Versorgung mit Fluorid. Auch Speisen, Bonbons oder Kaugummis mit Xylit („Birkenzucker") hindern schädliche Bakterien daran, ihre Zähne anzugreifen.

1938 wurde in den USA durch eine umfangreiche Untersuchung nämlich die Kariesschutzwirkung nachgewiesen und daraufhin das Trinkwasser per Gesetz angereichert. Ergebnis: Karieserkrankungen gingen um die Hälfte zurück. Ähnliche Berichte neueren Datums kommen aus der Schweiz, allerdings gibt es auch Gegner dieser zwangsweisen Mineralversorgung. Immerhin kann hierzulande jeder seine Fluoridzufuhr durch Verwendung eines entsprechend angereicherten Salzes erhöhen; dies ist auch zu empfehlen, da die Böden in Deutschland fluoridarm sind und es bereits in der Steinzeit waren – denn wie man aus Knochenfunden weiß, litten auch unsere Vorfahren unter Karies, was gewiss nicht mit zuviel Zuckerkonsum, wohl aber mit dem schon damals vorkommenden Mineralienmangel zusammenhängen könnte.

Dass dieser von unseren Zähnen wegen seiner härtenden Eigenschaften so geschätzte Stoff in größeren Mengen nicht nur Gutes bewirkt, zeigt folgende Geschichte: In bestimmten Gegenden Afrikas (mit vulkanischer Erde, z.B. in Tansania) ist die Skelettfluorose weit verbreitet, eine Erkrankung durch zu hohe Fluoridaufnahme und darauf folgende Schädigung des Skeletts; sie wird jedoch von vielen Einheimischen nicht mit dem hohen Fluoridgehalt des dortigen Wassers in Verbindung gebracht, sondern als 'Schicksal' interpretiert und weitgehend hingenommen. Versuche, dort Filter in den Trinkwasserbrunnen zu installieren, stoßen daher immer wieder auf wenig Gegenliebe, zumal deren Wartung nicht ganz billig ist.

Bevor wir jedoch mit dem Finger auf andere zeigen, lohnt sich vielleicht ein Blick auf die hiesige Wirklichkeit: trotz jahrelanger Aufklärungsarbeit ist es z.B. bisher nicht gelungen, alle Haushalte in Deutschland von der Notwendigkeit einer besseren Versorgung mit Jod, Vitamin D im Winter oder mit Folsäure vor einer Schwangerschaft zu überzeugen. Eine Mitverantwortung tragen hier auch Journalisten, die überzogen vor den (wenigen) Gefahren von Nährstoffen warnen, die vielen eindeutig belegten Nutzen hingegen herunterspielen.

Daten zu Fluorid

Aufnahme-Empfehlung/Tag: 0,100 - 4mg je nach Lebensalter; Fluorid ist noch nicht allgemein als lebenswichtiger Mineralstoff anerkannt, evtl. sind die unerwünschten Nebenwirkungen größerer Mengen stärker als der präventive Effekt gegen Karies.

Eine wirksame Kariesvorsorge stellt der weitgehende Verzicht auf zuckerhaltige Lebensmittel (besonders bei Kleinkindern in Form von gezuckerten Getränken) und die konsequente Zahnpflege dar.

Therapeutischer Dosierungsbereich: unklar; immer mit dem Arzt absprechen bzw. klären, wie hoch der Körperbestand ist.

Überdosierung ab: 2-4mg / Tag bei Kindern.

Bsp. für Vorkommen in veganen Lebensmitteln je 100g: div. Getreide (je nach Boden) bis 0,710mg, Erdnuss 0,130mg, Cashews 0,140mg, Walnuss 0,680mg, div. Mineralwässer (auf die Inhaltsangabe achten), z.T. auch im Leitungswasser oder in Tee (bei extremen Mengen Teegenuss kann es zu einer Fluorüberdosierung kommen!). Auskünfte über die Zusammensetzung des Leitungswassers erhalten Sie in der Regel von Ihrem Wasserwerk.

Bsp. für Vorkommen in tierischen Lebensmitteln je 100g: div. Käsesorten ca. 0,100mg, Hering 0,100mg, Austern 0,120mg, Butter 0,130mg, Garnele 0,160mg, Hummer 0,210mg, Bückling 0,360mg, Miesmuschel 0,480mg.

Verwendung: Kariesverhütung, Zahnaufbau, Verhinderung von Bakterienbefall der Zähne, Remineralisierung der Zähne, Knochenstabilität.

Mögliche Mangelerscheinungen: Karies.

Mögliche Mangelursachen: fluoridarme Ernährung.

Kennzeichen für Überdosierung: Zahnschmelzfluorose (weiße Flecken auf den Zähnen), Skelettfluorose (Einlagerung großer Mengen Fluorid in die Knochen), Störungen der Muskel- und der Nierenfunktion, Erbrechen, Krämpfe.

Eigene Notizen

Folsäure

Auf der Einkaufsliste aller Embryos.

Seit 1998, 57 Jahre nach ihrer Entdeckung, werden in den USA alle Frühstücksgetreideprodukte per Verordnung mit Folsäure angereichert. Hintergrund sind Untersuchungen, aus denen man errechnet hat, dass pro Jahr 56.000 Todesfälle in Folge Herz-Kreislauf-Erkrankungen durch eine ausreichende Folsäure-Versorgung vermieden werden könnten. Besser wäre natürlich gewesen, auch den Zusatz von Zucker zu verbieten, um gegen das dort (und auch bei uns) weit verbreitete Übergewicht anzugehen.

Ob in Deutschland tatsächlich 90% der Bevölkerung unter Folsäuremangel leidet, wie manchmal hochgerechnet, ist noch unklar. Bei Schwangeren ist inzwischen eine Ergänzung im Rahmen der Vorsorge recht häufig, wobei richtigerweise eine zusätzliche Einnahme schon vor Eintritt der Schwangerschaft stattfinden sollte. Empfehlenswert ist, sofort nach Absetzen der Pille oder anderer Verhütungsmethoden auf ausreichende Folsäurezufuhr zu achten.

Dies allein mit der Ernährung zu erreichen ist möglich, aber anstrengend – Folsäure ist eine rechte Mimose und entschwindet beim Kochen gern zu 100% aus den Speisen. In der Regel haben daher Frauenärzte ein offenes Ohr für den Wunsch nach einem entsprechenden Präparat und der Apotheker hält eine breite Auswahl bereit. Unter Folsäuremangel steigt die Gefahr von Fehlbildungen des Embryos im Bereich des Rückenmarks deutlich an, nicht alle Wissenschaftler teilen jedoch entsprechende Forschungsergebnisse bzw. die daraus abzuleitenden Schlussfolgerungen. Zur Sicherheit sollte jedoch eher auf diejenigen gehört werden, die in Folsäure einen Schutzfaktor für diese Phase der menschlichen Entwicklung sehen.

Ob Folsäure zurecht mit Depressionen, Multipler Sklerose, Alzheimer oder rheumatoider Arthritis in Zusammenhang gebracht wird, oder tatsächlich vor Darmparasiten schützt, kann noch erforscht werden. Ein Problem hierbei soll jedoch nicht verschwiegen werden: Forschung ist sehr teuer und nur dann wirtschaftlich, wenn am Ende ein geschütztes Medikament die enormen Kosten wieder einspielt. Leider sind weder Vitamine noch Mineralstoffe patentierbar und somit hält sich der Forschungseifer deutlich in Grenzen. Abhilfe würde hier wohl nur eine Vitaminsteuer schaffen, mit deren Hilfe dann die Forschung finanziert werden könnte.

Wer im eigenen Garten selbst Gemüse anbaut und frisch verzehrt, ist in der Regel besser mit Folsäure versorgt als ein Fast-Food-Esser.

Daten zu Folsäure (Vitamin B9)

Aufnahme-Empfehlung/Tag: 0,300-0,600mg

Körperbestand: 5-10mg

Therapeutischer Dosierungsbereich: 0,400-2mg

Überdosierung ab: 15mg / Tag, jedoch nicht bedenklich.

Bsp. für Vorkommen in veganen Lebensmitteln je 100g: Gurke 0,020mg, Wirsing 0,090mg, Rote Rübe 0,090mg, Fenchel 0,100mg, Gartenbohne 0,130mg, Kichererbsen 0,200mg, Sojabohnen 0,230mg, Weizenkeime 0,520mg.

Bsp. für Vorkommen in tierischen Lebensmitteln je 100g: Eigelb 0,150mg, Rinderleber 0,220mg.

Verwendung: Blutbildung, Vorbeugung gegen embryonale Missbildungen (bereits vor (!) einer Schwangerschaft sollte der Folsäurebestand aufgefüllt werden, sonst droht eine Fehlentwicklung am Rückenmark des Embryos).

Mögliche Mangelerscheinungen: Veränderungen der Schleimhaut im Mundbereich, Schuppenflechte, Haarausfall, Blutarmut, verminderte Konzentrationsfähigkeit, ungewöhnliche Blutungen, Durchfall, Appetitlosigkeit, Gewichtsverlust, Reizbarkeit, Aggressivität, Gedächtnisschwäche, Angstzustände, Depressionen. Die Mangelerscheinungen von Vitamin B12 und Folsäure überdecken sich – deshalb in der Regel gemeinsam ergänzen!

Mögliche Mangelursachen: (in Europa verbreitet) Ernährungsgewohnheiten, Alkoholismus, Medikamenteneinnahme, Durchfälle, Vitamin-C-Mangel.

Risikogruppen: abgestillte Säuglinge, Schwangere, junge Frauen, Raucher.

Interaktionen: Folsäure kann die Wirkung einer Lithium-Behandlung unterstützen. Große Mengen Folsäure können die Wirkung von antiepileptisch wirkenden Medikamenten beeinträchtigen. Ein Mangel äußert sich besonders schwer, wenn gleichzeitig einer an Vitamin B12 oder Eisen besteht und dieser nicht ebenfalls ausgeglichen wird.

Eigene Notizen

Jod

Schlanker Hals, warme Hände.

In älteren Ernährungs-Büchern findet sich regelmäßig die Warnung vor einer eigenmächtigen Jodeinnahme. Sogar von ärztlicher Seite soll Patienten mit Schilddrüsenkrankung aus Furcht vor zu hoher Jodzufuhr von Urlauben am Meer und der Verwendung von jodiertem Salz abgeraten worden sein. Fachleute sagen dazu: unnötige Panikmache aus Unkenntnis der Fakten. Hierzu Prof. Dr. med. Roland Gärtner von der Medizinischen Klinik der Universität München, ein ausgewiesener Jodexperte: *"Risiken bei einer ausreichenden Jodaufnahme in den Mengen, wie sie die DGE empfiehlt, bestehen nicht."* (in Ernährungsumschau 47, 2000)

Die Lage ist erschreckend: weltweit leiden ca. 1,5 Milliarden Menschen an Jodmangel, allein in Europa haben 50-100 Millionen eine krankhaft vergrößerte Schilddrüse, in Deutschland ist etwa ein Drittel (!) der Bevölkerung erkrankt, die meisten ohne ihr Wissen. Die seit über 30 Jahren andauernden Bemühungen des Arbeitskreises Jodmangel zeigen trotz Unterstützung von staatlicher Seite noch nicht die erhoffte Wirkung. Selbst die Weltgesundheitsorganisation (WHO) stuft Deutschland als Jodmangelgebiet ein, was kein Kompliment für unsere Gesundheitspolitik darstellt. Auch die Verwendung von Jodsalz allein kann den Mangel hierzulande nur mildern; etwas Abhilfe kam in den letzten Jahren über einen Umweg: weil im Futter für Milchkühe kein Fischmehr mehr verwendet wird und die Tiere stattdessen Jod bekommen, stieg der Jodgehalt von Milch und Milchprodukten in Deutschland.

Einzelne Befürchtungen, selbst die von der Deutschen Gesellschaft für Ernährung (DGE) empfohlenen Mindestmengen seien noch zu viel, entgegnen Fachleute wie Prof. Gärtner mit einem durchschlagenden Argument: in anderen Ländern, z.B. in Japan, ist die Jodaufnahme bis zu fünfzehn Mal so hoch und führt keinesfalls zu einer höheren Anzahl von Schilddrüsenerkrankungen – im Gegenteil: sämtliche Jodmangelerkrankungen sind dort unbekannt! Kritisch könnte nur eine rapide Umstellung von ganz wenig zu ganz viel Jod (z.B. durch Algen) sein. Noch ein ganz anderer Aspekt zum Thema Jod: In vielen Publikationen fehlen Hinweise auf die psychische bzw. mentale Wirkung von Mineralstoffen und Vitaminen. Hier ist zu bemerken, dass die vorhandenen Erkenntnisse über Mangelerscheinungen häufig aus Tierexperimenten stammen – und Tiere sich bekanntlich weniger zu ihrem seelischen Wohlbefinden oder ihrer Gedächtnisleistung äußern. Zu den mental wirksamen Stoffen zählen neben Jod zumindest Zink, Lithium, Magnesium und einige B-Vitamine.

Daten zu Jod

Aufnahme-Empfehlung/Tag: 0,100-0,300mg

Körperbestand: 10-20mg, davon 35-80% in der Schilddrüse.

Therapeutischer Dosierungsbereich: 0,100-1mg bei möglichst gleichmäßiger zeitlicher Zufuhr.

Überdosierung: hohe Dauereinnahme bzw. ab 2mg/Tag.

Bsp. für Vorkommen in veganen Lebensmitteln je 100g: Algen, jodhaltige Mineralwässer, Feldsalat bis 0,060mg, Jodsalz 1,5-2mg.

Bsp. für Vorkommen in tierischen Lebensmitteln je 100g: Makrele 0,075mg, Scholle 0,200mg, Seelachs 0,200mg, Schellfisch 0,250mg, – Vollmilch nur 0,002 - 0,006mg (evtl. höher, wenn die Kühe Jodtabletten bekommen, was häufig der Fall ist).

Verwendung im Körper (z.T. über Einbau in Hormone): Antioxidanz, Regulierung diverser Körperfunktionen, aktiviert das Immunsystem, Schlüsselsubstanz des Stoffwechsels – häufig positiv bei Gewichtsproblemen in beiden Richtungen.

Mögliche Mangelerscheinungen (bzw. Unterproduktion der Schilddrüse): Schilddrüsenvergrößerung (Kropfbildung), Fehlgeburten bzw. geistige Behinderung bei Jodmangel der Mutter während der Schwangerschaft möglich, fehlender Antrieb, Schlafbedürfnis, Depressionen, Kälteempfindlichkeit, kalte Hände und Füße, trockene oder schuppige Haut, spröde oder glanzlose Haare, Potenzstörungen, niedriger Blutdruck, Enge- u. Druckgefühl im Hals, Konzentrationsstörungen.

Mögliche Mangelursachen: Jodarme Ernährungsweise (zu wenig Seefisch), jodarme Böden in Europa.

Kennzeichen für Überdosierung (bzw. Überproduktion der Schilddrüse): Innere Unruhe, erhöhter Puls, Schlafstörungen, vermehrte Schweißabsonderung, Durchfall, Haarausfall, Gewichtsverlust.

Idealer Einnahmezeitpunkt für Präparate: täglich bzw. 2-täglich in kleinen Mengen; Algenpräparate sind nur bei standardisierter Inhaltsmenge sinnvoll.

Interaktion: Selenmangel verringert die Wirksamkeit von Jod.

Eigene Notizen

Kalium

Beruhigt das Herz, bewegt den Darm.

Frage: Wie können Bananen vor Hirnschlag schützen? Antwort: durch ihren hohen Kaliumanteil. Belegt wird dies durch eine amerikanische Studie (Green, Hawaii); hier hatte die Gruppe mit einem niedrigen Kaliumwert ein anderthalb mal so großes Risiko, an Hirnschlag zu sterben als die gut versorgten Teilnehmer.

Ob diese Schutzfunktion von Kalium mit seiner Beteiligung an der Umwandlung von Zucker in Energie zusammenhängt, ist unklar. Auf jeden Fall befinden sich 98% des im Körper vorhandenen Kaliums im Inneren der Zellen und sorgen für einen Ausgleich des berühmten 'Säuren-Basen-Haushalts'. Das arabische Wort 'qali' ähnelt unserem deutschen Begriff 'alkali' und erinnert an die Fähigkeit des alkalischen Elements Kalium, einer Übersäuerung des Körpers entgegen zu wirken ("Alkalium" wäre wohl ein zutreffenderer Name).

Auch wenn Sie nicht Rennfahrer sind, und trotzdem viel Kalium durch starkes Schwitzen verlieren, sollten Sie bei Verlusten für genügend Nachschub sorgen: eine Darmverstopfung oder gar eine Blasenlähmung (z.B nach einer Operation oder der Verwendung von Abführmitteln) kann hier ein Warnsignal sein. Neben einem Kaliumpräparat können dann ballaststoffreiche Lebensmittel (wie Trockenobst) und genügend Wasser Abhilfe schaffen. Bananen taugen hierzu übrigens nicht bei jedem, da sie häufig verstopfend wirken.

Mögen Sie Lakritze? Dann sollten Sie besonders auf Ihren Kaliumhaushalt achten, denn Süßholzprodukte führen leicht zu einem Mangel. Diesem können Sie auch dadurch zuvorkommen, indem Sie das Kochwasser (z.B. bei Sellerie oder Spinat) nicht wegschütten, sondern als Grundlage für Suppen oder Soßen verwenden. Darin ist nämlich das Kalium enthalten, welches durch den Kochvorgang aus dem Gemüse gelöst wurde. Selbst wenn Sie Kartoffeln kochen, lohnt es sich, das Wasser nach dem Abkühlen zum Gießen zu nutzen. Viele Zimmerpflanzen werden Ihnen die Kaliumdusche danken (jedoch nur, wenn Sie ohne Salz kochen!).

Daten zu Kalium

Aufnahme-Empfehlung/Tag: 2000 - 5000mg

Körperbestand: ca. 140g = 140.000mg

Bsp. für Vorkommen in veganen* Lebensmitteln je 100g: Sellerie 414mg, Kartoffeln 340 - 600mg, Spinat 635mg, Maronen 705mg, Mohn 705mg, Rosinen 780mg, Linsen 810mg, getrocknete Pflaumen 825mg, getr. Feigen 850mg, Erbsen 930mg, Pistazien 1020mg, Tomatenmark 1160mg, Gartenbohnen 1310mg, getrocknete Pfirsiche 1340mg, getrocknete Aprikosen 1370mg, Sojabohnen 1740mg, Kakao bis 3200mg.
* in tierischen Lebensmitteln nur minimal enthalten

Verwendung: Eiweißaufbau, Hörvorgang (Erregung des Innenohrs), Bestandteil der Verdauungssäfte im Darm, Kohlenhydratverwertung, senkt den Blutdruck.

Mögliche Mangelerscheinungen: Störungen der Muskelkontraktion, Übelkeit, Erbrechen, Schwäche der Skelettmuskulatur, Erschlaffung der glatten Muskulatur, Muskelrisse, Teilnahmslosigkeit, Darmlähmung, Blähungen, Verstopfung, Herzfunktionsstörungen, Herzvergrößerung, verminderte Sehnenreflexe, Innenohrprobleme, Atemnot, Blausucht (bläuliche Verfärbung von Haut und Schleimhaut), Stimmungsschwankungen, Müdigkeit, Depressionen, Verwirrung, Reizbarkeit, Krämpfe, verlangsamter oder unregelmäßiger Puls, niedriger Blutzucker, zu hoher oder zu niedriger Blutdruck, Bewusstseinsstörungen bis Koma, Ödeme (Wassereinlagerung im Gewebe).

Mögliche Mangelursachen: Durchfälle, Erbrechen, Abführmittel, harntreibende Mittel, Unterernährung, Ess-Brech-Sucht, Alkoholmissbrauch, starke körperliche Betätigung mit Schwitzen, einseitige Ernährung, Medikamente (Cortison, Süßholz-Präparate), Verzehr großer Mengen Lakritze, Entzündung des Magen-Darmtraktes, salzreiche oder fleischlastige Ernährung, Stress – auch in Folge von Operationen.

Kennzeichen für Überdosierung (durch gestörten Ausscheidungsmechanismus): Störung der Herzaktion, Ohrensausen, Verwirrtheit, Halluzinationen, Fehlempfindungen.

Eigene Notizen

....

....

....

....

....

....

....

....

....

....

....

....

....

....

....

....

....

....

....

....

Kupfer

Im Körper nur in Maßen willkommen.

Bereits vor 7000 Jahren wurde Kupfer zur Herstellung von Geräten und Waffen verwendet; sogar der berühmte 'Ötzi' trug ein Beil aus Kupfer bei sich, als er in den Bergen starb.

Damals wusste natürlich niemand, dass bereits das Neugeborene einen kleinen Kupfervorrat in der Leber mit auf die Welt bringt; ohne den kann es nämlich keinen Blutfarbstoff bilden. Ohne Blutfarbstoff gibt es keine roten Blutkörperchen und ohne rote Blutkörperchen bliebe dem kleinen Menschen bald die Luft weg.

Essen Sie wenig Fleisch und haben manchmal Rückenschmerzen? Vegetarier sind besonders gefährdet, zu wenig Kupfer aufzunehmen und darunter leidet dann nicht nur das Blut und das Immunsystem, sondern auch Gelenke und Knorpel. Ohne genügend Kupfer büßen diese ihre Elastizität ein oder werden bei Abnutzung nicht mehr ausgebessert. Mancher Hexenschuss könnte also mit ein wenig mehr Kupfer (und Mangan) verhindert werden, so die Schlussfolgerung.

Kupfer hat im Körper auch so etwas wie einen Erzfeind: das Zink. Diese beiden können sich offenbar nicht ausstehen und versuchen, sich gegenseitig den jeweiligen Platz in Enzymen streitig zu machen. Essen wir mehr Kokosplätzchen, freut sich das Kupfer, nach einem Rinderbraten, einer Portion Pinien- oder Cashewkernen ist dann das Zink wieder obenauf. Ob sich zu viel Kupfer angesammelt hat, lässt sich vom Arzt durch eine Blutuntersuchung messen. Es gibt etliche Berichte, dass bei diversen psychischen Krankheitsbildern (z.B. Schizophrenie) deutlich zu viel Kupfer im Spiel war. Also: einfach bei Gelegenheit einmal mit überprüfen lassen, etwa bei einer Blutuntersuchung.

Um einen etwaigen Überschuss abzubauen, genügt es dann, mehr Zink, Mangan und Vitamin B6 zuzuführen. Umgekehrt sollte, wer regelmäßig größere Mengen Zink zu sich nimmt (was man als Vegetarier und Veganer ernsthaft erwägen sollte), seinen Gelenken und dem Blut von Zeit zu Zeit auch etwas zusätzliches Kupfer gönnen.

Daten zu Kupfer

Aufnahme-Empfehlung/Tag: 1,5 - 3mg

Körperbestand: ca. 100mg

Therapeutischer Dosierungsbereich: bis 4mg

Überdosierung ab: 5mg bzw. 2mg bei Langzeiteinnahme.

Bsp. für Vorkommen in veganen Lebensmitteln je 100g: getrocknete Pfirsiche 0,6mg, Mandel 0,85mg, Walnuss 0,88mg, Haselnuss 1,2mg, Sesam 1,6mg, Cashews 3,7mg, Kakao 4mg, Kokosnuss bis 7mg, Portwein / Sherry / Wermut bis 20mg.

Bsp. für Vorkommen in tierischen Lebensmitteln je 100g: Austern 2,5mg, Leber 3-5mg.

Verwendung: Bindegewebsstoffwechsel, Eisentransport, Herz-Kreislauf-System, Schutz vor Arthritis, Immunsystem, Elastizität von Knochen, Bändern, Knorpeln.

Mögliche Mangelerscheinungen: Blutarmut, erhöhte Schmerzempfindlichkeit, Schlafstörungen (lange, aber nicht erholsam), Infektanfälligkeit, Skelettstrukturstörungen, Haarstrukturstörungen, Fruchtbarkeits- und Wachstumsstörungen, erhöhte Cholesterinwerte, Appetit- und Gewichtsverlust, Pigmentstörungen, Geschmacksstörungen, Kraftlosigkeit (durch Eisentransportstörungen).

Mögliche Mangelursachen: Vitamin-C-Mangel, einseitige Ernährung, Aufnahmestörungen (z.B. im Alter), langandauernde, hochdosierte Zinktherapie, Nierenfunktionsstörung.

Kennzeichen für Überdosierung: Zinkmangelsyndrom, Nervosität, Schizophrenie, Depressionen, Entzündungen, Epilepsie, Autismus, Hyperaktivität, Leberstörungen, Müdigkeit, Migräne.

Ursachen für Vergiftungen: Farbpigmente, Fungizide, Pestizide, Leitungswasser, Kontrazeptiva (die "Pille", Kupfer-Spirale), Zigarettenrauch, Langzeiteinnahme von Präparaten mit hohem Kupferanteil.

Interaktionen: Antagonist (Gegenspieler) zu Zink, bei Vitamin-C-Mangel ist die Kupferverwertung gestört.

Eigene Notizen

Lithium

Bringt Miesepeter zum Schmunzeln.

In sehr vielen Veröffentlichungen über Mineralstoffe wird Lithi-um immer noch stiefmütterlich behandelt oder gar ganz verschwiegen. Schuld an diesem Versteckspiel ist womöglich, dass die Fachwelt sich nicht einigen kann, ob Lithium tatsächlich zu den lebenswichtigen Stoffen für den homo sapiens gehört. Dabei hat der Mineralstoff-Experte Professor Manfred Anke aus Jena zumindest beweisen können, dass es Ziegen gar nicht gut bekommt, wenn sie auf eine Lithium-Diät gesetzt werden: in der Diät-Gruppe starben im ersten Jahr 41%, während es bei den normal ernährten Tieren nur 7% waren. Nach drei Jahren waren dann alle Lithium-Diät-Ziegen tot, von ihren Nachbarn lebten immerhin noch 18%. Nun kann man Menschen nicht einfach mit Ziegen vergleichen oder auch darüber streiten, ob Tierversuche überhaupt gemacht werden sollten; aber solch ein Ergebnis sollte doch zu weiteren Untersuchungen Anlass geben – nach meiner Kenntnis leider Fehlanzeige.

Der Grund ist womöglich, dass Lithium schon seit dem 19. Jahrhundert in sehr großen Mengen als Medikament in der Psychiatrie verwendet wird. Um den normalen täglichen Bedarf kümmert sich offenbar fast niemand. Dabei gibt es Berichte einzelner Forscher, die von sehr positiven Wirkungen kleiner Lithiumgaben berichten (was auch die Erfolge von lithiumhaltigen Heilwässern, die seit Jahrhunderten bekannt ist, erklären könnte): eine bessere Stimmung, Heilung von Hautbeschwerden, Stimmulierung des Immunsystems, Reduzierung aggressiver Impulse. Es gibt derzeit in Deutschland kein lithiumhaltiges Mineralstoffpräparat frei zu kaufen, jedoch einige Heilwässer (wie Hirschquelle), mit denen man seinen Grundbedarf auch ohne viel Fleisch und Eier decken kann. Wie hoch dieser allerdings genau ist, vermag zur Zeit niemand zu sagen: interessant ist, dass es hier weltweit große Unterschiede (je nach Bodenart) gibt: so nimmt ein Amerikaner im Durchschnitt fünf- bis zehnmal soviel Lithium zu sich wie ein Engländer. Deutschland liegt ebenfalls am unteren Ende der Skala.

Um noch ein Gerücht aus der Welt zu schaffen: Coca-Cola enthält nicht mehr Lithium als das zur Herstellung verwendete Trinkwasser. Durch einen Schreibfehler (in einer Tabelle wurden aus 12 Microgramm 12 Milligramm, als das tausendfache!) geistert diese Behauptung durchs Internet. Recherchen und eigene Messungen des Autors brachten dies 2002 ans Licht. Interessant auch, dass Forscher in Österreich ermittelt haben, dass in Gegenden mit hohem Lithiumgehalt im Trinkwasser die Suizidrate deutlich niedriger ist als in solchen mit niedrigem.

Daten zu Lithium

Aufnahme/Tag: 1,0 - 2,5mg (keine Empfehlung vorliegend; je nach Aufenthaltsort stark schwankend; in den USA z.B. soll die Lithiumaufnahme etwa um ein mehrfaches höher sein als in Mitteleuropa)

Therapeutischer Dosierungsbereich: Schaden und Nutzen liegen eng beieinander – therapeutische Einnahme z. T. bis ca. 330mg/Tag.

Überdosierung ab: je nach Serumspiegel – dieser muss bei Einnahme von Lithium regelmäßig kontrolliert werden.

Bsp. für Vorkommen in veganen Lebensmitteln je 100g: Römerquelle Heilwasser 0,018mg, Schiller-Quelle Heilwasser 0,056mg, Hirschquelle Heilwasser 0,114mg, Liebenzeller Mineralwasser 0,120mg, Bad Mergentheimer Albertquelle 1,330mg – außerdem in Getreide – je nach Bodenbeschaffenheit. Falls Sie einmal in Stuttgart-Bad Cannstatt zu Besuch sind, hier gibt es zahlreiche lithiumreiche Heilquellen, etwa beim Kursaal, im Leuze-Bad oder beim Cannstatter Wasen (Veielbrunnen).

Bsp. für Vorkommen in tierischen Lebensmitteln je 100g: in Eier, Fleisch, Milch, Getreide – je nach Lithumgehalt des Futters.

Verwendung: Verhütung von Rückfällen bei manisch-depressiv diagnostizierten Patienten (seit 1886), evtl. bereits in kleinen Mengen (ca. 1-3mg) antiaggressiv und antisuizidal wirksam, bei manchen Hauterkrankungen bessernd (auch in Form von Heilbädern).

Mögliche Mangelerscheinungen: evtl. Zwangsgedanken und Aggressivität, Autoaggression, Selbstverstümmelung; im Tierversuch mit Ziegen vermindertes Wachstum, geringere Fortpflanzung, erhöhte Fehlgeburtsrate und Sterblichkeit.

Mögliche Mangelursachen: lithiumarme Böden für die Nahrungsproduktion und lithiumarme Trinkwässer.

Kennzeichen für Überdosierung: Benommenheit, Muskelzuckungen, Appetitmangel, Durchfall, Erbrechen, mangelnde Gedächtnisleistung, starker Durst, Gewichtszunahme.

Interaktionen: bei abnehmender Natriumzufuhr reichert sich Lithium im Blut an; der Lithumwert im Blut ist aber gut zu messen.

Eigene Notizen

Magnesium

Treibstoff für Herz und Muskeln.

Dass Magnesium 1755 ausgerechnet von einem Schotten namens Joseph Black entdeckt wurde, hat nichts mit seinem energiesparenden Potential zu tun. Damals galt das Interesse der Wissenschaftler nur dem chemischen Stoff und seinen erstaunlichen Eigenschaften.

Das gewöhnliche Volk aß in der Regel (wenn es etwas zu essen gab) nur Vollkornbrot, das magnesiumarme, feingemahlene Weißmehl war hingegen dem Adel vorbehalten. Trotzdem gehen wir in schottisch-vorbildlicher Weise mit unserem Magnesiumbestand um: die Hälfte des Vermögens (ca. 12-15g) wird in den Knochen gehortet.

Wie lange es gedauert hat, das Wissen um die Wichtigkeit von Mineralstoffen im allgemeinen Bewusstsein zu verankern, zeigt sich treffend gerade am Magnesium: hier wurde noch in den 1960er-Jahren diskutiert, ob es womöglich für Schweine von Bedeutung sei. Dass auch Menschen unter Magnesiummangel leiden könnten, galt für viele lange Zeit als ausgeschlossen.

Und noch eine Parallele zwischen Magnesium und dem sparsamen Umgang mit Ressourcen: das Sprichwort "Reserve gibt Ruh" gilt auch für Magnesium: es beruhigt, senkt den Blutdruck und entspannt die Muskeln, selbstverständlich auch den Herzmuskel. Der leidet besonders unter dem immer weiter um sich greifenden Mangel; die möglichen Folgen: Krämpfe, Kopfschmerzen, Depressionen, vorzeitige Wehen, Hörsturz, Thrombosen, Herzinfarkt.

Übertrieben, meinen Sie? Zahlreiche Fakten sprechen eine deutliche Sprache – so ist z.B. nach einer amerikanischen Untersuchung in Gegenden mit geringem Magnesiumgehalt im Trinkwasser die Sterbeziffer durch Herz-Kreislauferkrankungen um 15% höher. Es lohnt sich also, mehr für die eigene Magnesiumversorgung zu tun: Vollkornflocken und Vollkornmehl, wo immer es geht, Kürbiskerne, Haselnüsse, Sonnenblumenkerne, ungeschälten Reis und ein magnesiumreiches Mineralwasser, vor allem, wenn Sport und Stress auf dem Tagesprogramm steht.

Kleiner Tipp noch, wenn Sie nach einem guten Magnesiumpräparat suchen: Die günstigen Eigenmarken der Drogeriemärkte sind, was den Inhalt betrifft, oft fast identisch mit den wesentlich teureren und viel beworbenen Markenprodukten, bei denen der Käufer neben dem preiswerten Magnesium auch noch die teure Fernsehwerbung bezahlen soll, was gar nicht im Sinne von Joseph Black wäre ...

Daten zu Magnesium

Aufnahme-Empfehlung/Tag: 300-450mg

Körperbestand: 20.000-28.000mg (bei 70kg Gewicht)

Therapeutischer Dosierungsbereich: 300-1500mg

Bsp. für Vorkommen in Lebensmitteln je 100g: Banane 35mg, div. Mineralwässer bis über 50mg/0,1l, Mais 120mg, Roggen 120mg, Walnüsse 130mg, Haferflocken 140mg, Naturreis 155mg, Pistazienkerne 160mg, Erdnüsse 165mg, Haselnüsse 165mg, Mandeln 170mg, Soja 245mg, Cashews 265mg, Sesamsaat 345mg, Kakao 400mg, Sonnenblumenkerne 420mg, Kürbiskerne 535mg.

Verwendung: Bestandteil von Knochen, Zähnen, Sehnen, wichtig für Muskeltätigkeit und Reizübertragung, aktiviert etwa 300 Enzyme, therapeutisch: bei akutem Herzinfarkt, Vorbeugung von Thrombosen nach Operationen, Migräne, krampfartigen Kopfschmerzen, gegen Gereiztheit und Aggressivität, zur Blutdrucksenkung, bei vorzeitigen Wehen, Diabetes, prämenstruellem Syndrom.

Mögliche Mangelerscheinungen: Krämpfe in Muskeln und inneren Organen, Herzjagen, Gewichtsverlust, Muskelzuckungen, Herzrhythmusstörungen, Delirium, Schlaflosigkeit, Konzentrationsmangel, Angstzustände, Verdauungsbeschwerden, Depressionen, Taubheitsgefühle in den Händen/im Gesicht, Schluckkrämpfe, schnelle Ermüdbarkeit, Nervosität, Bauchschmerzen, Früh- oder Fehlgeburten, Hörsturz, Übelkeit, gestörtes Immunsystem, Wadenkrämpfe.

Mögliche Mangelursachen: (häufig!) unzureichende Zufuhr mit der Nahrung, Alkoholismus, Überfunktion der Schilddrüse, hohe Verluste (z.B. durch schweißtreibende Betätigung oder Saunabesuche), fetteiweiß-, oder calciumreiche Nahrung, Schwangerschaft, Stillzeit, Stress (auch Lärmstress), Erkrankung des Magen-Darm-Traktes mit Aufnahmestörung, Verwendung der "Pille", Vitamin B1/B2/B6-Mangel, Phosphatüberschuss, häufige Medikamenten-Einnahme (z.B. Cortison, Abführmittel), Wachstumsphase.

Kennzeichen für Überdosierung: Erbrechen, langsame Herztätigkeit, gesteigerte Muskelspannung, evtl. abführende Wirkung.

Eigene Notizen

Mangan

Lässt Sie Rückenschmerzen vergessen.

Auf der Packung eines Mangan-Präparats dürfte solch eine Aussage natürlich nicht stehen – aber hier gestatten wir uns einmal ein bisschen Werbung für ein unterschätztes Mineral.

Kinder mögen Mangan besonders – natürlich nicht in Form von Manganknollen, wie sie auf dem Meeresboden reichlich herumliegen, sondern als "Nuss-Nougat-Creme" auf dem Frühstücksbrötchen. Denn darin sind (bei guten Produkten) viele Haselnüsse, einem der manganreichsten Lebensmittel, verarbeitet. Naschen Sie also ruhig mal ein Stück Nougat oder ergänzen Sie Ihr Müsli um eine Portion davon, wenn Ihnen morgens beim Aufstehen der Rücken schmerzt. Diese Beschwerden könnten nämlich mit daran liegen, dass Ihr sowieso knapper Manganvorrat nicht genügend aufgefüllt wurde und Sie gleichzeitig die empfindlichen Knorpel extrem stark belastet haben.

Um diese Abnutzung wieder auszugleichen, ist auch Mangan nötig, sonst klappt der Neuaufbau nicht richtig und die Schmerzen erinnern Sie daran. Falls Sie keine Haselnüsse mögen, stehen noch andere lekkere Mangan-Quellen zur Verfügung: Mohn- oder Heidelbeerkuchen, Mandeln und Marzipan. Wenn Sie das alles nicht essen mögen, bleibt nur noch der Griff zu Mangan in Tablettenform: Ihr Apotheker bestellt Ihnen sicher gerne ein Präparat (z.B. KAL Mangan). Sie können auch einen Test machen: kauen Sie einige Haselnüsse ausgiebig und achten Sie auf den Geschmack. Häufig zeigt sich ein erhöhter Bedarf nämlich daran, dass ein für die Nährstoff-Ergänzung geeignetes Lebensmittel mit einem Mal besonders lecker zu schmecken scheint.

In Laboruntersuchungen wurde ein zu niedriger Manganspiegel interessanterweise gehäuft bei unbehandelten Diabetikern, Epilepsiekranken, Asthmatikern und an Schizophrenie Leidenden gemessen – obwohl das Element Mangan bereits 1774 in Schweden entdeckt wurde, besteht offensichtlich noch jede Menge Bedarf an Forschung und Aufklärung über seine Wirkungsweise oder die Kennzeichen dafür, wenn es fehlt.

Etwas weiter sind auch hier schon die Tierzüchter und Gärtner: bei ihnen ist Manganmangel kein Fremdwort, weil man das Auftreten von Totgeburten und starke Entwicklungsschäden schon lange als Folge von Manganmangel erkannt hat und dem Futter bzw. Dünger etwas davon zugibt.

Daten zu Mangan

Aufnahme-Empfehlung/Tag: 2-5mg

Körperbestand: 10-40mg (geringe Körperreserven!)

Therapeutischer Dosierungsbereich: 2-50mg

Überdosierung ab: nur bei Langzeitaufnahme (z.B. in der manganverarbeitenden Industrie), sonst keine bekannt.

Bsp. für Vorkommen in Lebensmitteln je 100g: Heidelbeeren 0,3-5mg, Himbeeren 1,2mg, Gerste 1,65mg, Hirse 1,9mg, Mandeln 2mg, Reis 2mg, Walnüsse 2mg, Roggen 2,4mg, Kakao 3mg, Soja 3mg, Weizen 3mg, Dinkelmehl 3,3mg, Haferflocken 5mg, Haselnüsse 6mg, Mohn 6mg, Weizenkleie 4-15mg, Weizenkeime 9-18mg.

Verwendung: zur Knorpelbildung, bei Asthma, bei Diabetes mellitus, bei Epilepsie, bei Osteoporose (mit Calcium), bei prämenstruellem Syndrom (mit Calcium), bei Rücken- und Bandscheibenbeschwerden (mit Silizium und Calcium), bei Schizophrenie (mit Zink).

Mögliche Mangelerscheinungen: Knorpelschmerzen, Bandscheibenschmerzen, Gelenkschmerzen, Sterilität, Knochenfehlbildung, Hautentzündungen, Erbrechen, niedrige Blutfettwerte, Gewichtsverlust, Epilepsie, Diabetes, Blutgerinnungsstörungen, Kinder laufen spät.

Mögliche Mangelursachen: überhöhte Eisenzufuhr (mindert die Resorption von Mangan), einseitige Ernährung (wenig pflanzliche Nahrung), einseitige Calcium-Zufuhr, hoher Alkoholkonsum, Langzeitmedikation mit Psychopharmaka (z.B. "Haloperidol").

Kennzeichen für Überdosierung/Vergiftung: Muskelstarre, Gangunsicherheit, zittrige kleine Handschrift, Apathie, Sprachstörungen, Zwangslachen, Zwangsweinen, hohes Fieber, psychische Störungen, Magen-Darm-Störungen, Lungenentzündung, neurologische Störungen, Müdigkeit, Parkinson-Syndrom.

Interaktionen: steigert die Verwertbarkeit von Vitamin B1.

Idealer Einnahmezeitpunkt für Präparate: zur Mahlzeit, aber nicht gemeinsam mit Calcium oder calciumreicher Nahrung (Käse, Milch, Joghurt).

Eigene Notizen

Molybdän

Unaussprechlich gut für die Nerven.

1778, als ein Forscher mit Namen Carl Wilhelm Scheele in Schweden einen bis dahin unbekannten Stoff entdeckte, der ihn mit seinem Glanz an Blei erinnerte, konnte jeder Gelehrte noch Latein. Und so lag es nahe, ihn nach dem lateinischen Namen für Bleiglanz, *molybdana*, zu benennen.

Damals wusste man noch nichts von der Lebensnotwendigkeit vieler Elemente, weder für Pflanzen oder Tiere, noch für den Menschen. Daran hat sich, so könnte man meinen, bis heute nicht allzu viel geändert – denn handfestes Wissen über die Funktion des Molybdäns im Körper ist nur spärlich vorhanden. Dagegen kennt man Molybdänmangel bei Zuckerrüben, Blumenkohl, Tomaten, Salat und Spinat schon länger und achtet auf einen ausreichenden Gehalt im Boden; ein molybdänarmer Boden kann nur deshalb unfruchtbar sein.

Zumindest weiß man, dass es vom Menschen gut aufgenommen wird, dass es für die Funktion vieler Enzyme essentiell ist, dass viel tierisches Eiweiß und Fett es an der Aufnahme in den Körper hindert und dass Molybdän gern mit anderen Elementen Kooperationen eingeht, z.B. mit Eisen und Schwefel. Ist es erst einmal in den Organismus aufgenommen, arbeitet es dort offenbar gemeinsam mit Fluor an der Härtung unserer Zähne, gleichzeitig scheint es einen Einfluss auf die Nervenstärke auszuüben und die geistige Beweglichkeit zu erhalten. Ein richtiger Tausendsassa also, obwohl die notwendigen Mengen kaum der Rede wert sind.

Falls Sie unter Asthma, entzündlichen Darmerkrankungen (Morbus Crohn, Colitis ulcerosa) oder Nierensteinen leiden und der Arzt etwas von erhöhtem Harnsäurespiegel murmelt, sollten Sie darauf bestehen, dass Ihr Molybdängehalt im Blut überprüft und gegebenenfalls verbessert wird – es muss nämlich nicht gleich an Ihrer Ernährung liegen, der Gehalt unserer Lebensmittel schwankt auch hier sehr stark je nach Bodenqualität.

Daten zu Molybdän

Aufnahme-Empfehlung/Tag: 0,075-0,250mg

Körperbestand: ca. 10mg

Therapeutischer Dosierungsbereich: 0,100-1,mg

Bsp. für Vorkommen in veganen Lebensmitteln je 100g: Erdnüsse bis 0,043mg, Kakao bis 0,073mg, Getreide bis 0,078mg, Hülsenfrüchte 0,030-0,190mg, Kartoffeln bis 0,080mg, Reis bis 0,100mg, Erbsen bis 0,100mg, Rotkohl 0,120mg, Sojamehl 0,180mg, Linsen bis 0,190mg, Gartenbohne bis 0,455mg (je nach Bodenbeschaffenheit).

Bsp. für Vorkommen in tierischen Lebensmitteln je 100g: Karpfen bis 0,050mg, Innereien 0,020-0,100mg.

Verwendung: in einigen Enzyme, Eisentransport, Abbau von schwefelhaltigen Verbindungen, geistige Beweglichkeit, Nerven, evtl. bei Asthma (Blutspiegel messen und ggf. ergänzen).

Mögliche Mangelerscheinungen: Aminosäureintoleranz, Sulfitallergien, Haarausfall, Müdigkeit, evtl. Speiseröhrenkrebs, Nierensteine (Xanthinsteine), niedrige Harnsäure im Blut, Fruchtbarkeitsstörungen, gestörte fetale Entwicklung in der Schwangerschaft, verstärkter Kariesbefall (da evtl. für die Fluorspeicherung verantwortlich), Juckreiz, Erregbarkeit, Herzrhythmusstörungen, evtl. Impotenz, verringerte Harnsäureproduktion, Nachtblindheit, Kurzatmigkeit. Bei Hühnern: Wachstumsstörungen, schlechtes Allgemeinbefinden, frühe Sterblichkeit. Bei Pflanzen: Einrollen der Blattränder, Blätter fallen ab, es bilden sich keine Früchte und Samen (Tomaten), Blätter welken (Kohl).

Mögliche Mangelursachen: Lebensmittel von molybdänarmen Böden, wenig pflanzliche Nahrung, wenig Vollkornprodukte, entzündliche Darmerkrankungen (z.B. Morbus Crohn).

Kennzeichen für Überdosierung: (selten) Gelenkschmerzen, Gelenkschwellungen, Gelenkdeformation, gesteigerte Atemfrequenz, Nachtblindheit, Erregbarkeit, evtl. Leberschäden, evtl. Herzjagen, evtl. Gicht.

Interaktionen: durch Kupfergabe werden Molybdän-Überschüsse aus der Leber ausgeschwemmt (bei Tieren).

Eigene Notizen

Natrium

Als Mitspieler von H2O unersetzlich.

Kann es gesund sein, Ketchup, Kartoffelchips und Salzstangen zu essen? Selbstverständlich – denn wenn es durch heftiges Schwitzen zu starken Natriumverlusten kommt, droht Gefahr.

Ohne genügend Natrium spielt unser Wasserhaushalt verrückt. Das für den Körper notwendige Wasser kann nicht mehr festgehalten werden, der Nährstofftransport in und aus den Zellen kommt zum Erliegen, die Schmerzempfindung lässt nach und der Säuren-Basen-Haushalt gerät aus dem Gleichgewicht.

Es muss ja nicht gleich ein Hitzekollaps sein, der uns auf diesen Missstand hinweist, meist fängt es eher mit leichtem Unwohlsein, fehlendem Durst oder damit an, dass wir stundenlang nicht aufs stille Örtchen müssen. Geschäftstüchtige Restaurantbesitzer sparen darum nicht beim Salzen ihrer Speisen, damit die Gäste kurz darauf dankbar für den großzügigen Nachschub an Getränken sind.

Sicher haben Sie schon festgestellt, dass Tränen oder Schweiß salzig schmecken – und so ist verständlich, dass bei großem Flüssigkeitsverlusten auch der Salzbedarf enorm ansteigt. Nicht umsonst war Salz früher sehr wertvoll und wurde etwa in Rom als Gehalt ("Salär") an die Soldaten ausbezahlt. Große Mengen wurden nicht nur zum Würzen, sondern auch zum Haltbarmachen von Fischen oder Fleisch benötigt, weil zu dieser Zeit weder Kühlschrank noch Kühltransporter erfunden waren.

Da Natrium zu 95% aus der Nahrung aufgenommen wird (Kochsalz = Natriumchlorid), dürfte jedoch ein Mangel nur in speziellen Lebenslagen auftreten, meist wird eher zu viel Salz gegessen und führt dann dazu, dass sich im Körper unnötig Wasser (und damit Gewicht) ansammelt. Immerhin können 8-10g Kochsalz einen Liter Wasser im Gewebe festhalten!

Pro Tag sollten nicht mehr als ca. 2000mg Natrium (das entspricht ca. 5g Salz) verzehrt werden.

Daten zu Natrium

Aufnahme-Empfehlung/Tag: 500-3000mg; während der Schwangerschaft, der Stillzeit und bei starkem Schwitzen (im Sommer, durch Saunagänge, bei Sportlern) ist der Bedarf erhöht.

Körperbestand: ca. 100g = 100.000mg

Bsp. für Vorkommen in veganen Lebensmitteln je 100g: niedrige Natriummengen finden sich z.B. in Gemüse bis 65mg, Kartoffeln 5mg, Nüssen (ungesalzen) 1-5mg. Große Mengen Natrium finden sich in Speisen wie: grüne Oliven 2100mg, schwarze Oliven 3288mg.

Bsp. für Vorkommen in tierischen Lebensmitteln je 100g: Große Mengen Natrium finden sich in Speisen wie: Wurst ca. 700mg, Salami 1260mg, geräucherter Schinken 1400mg, Käse 335-1810mg, Kaviar 1940mg, Matjesheringe 2500mg, Salzheringe 5930mg.

Verwendung: u. a. Regulation des Wasserhaushalts.

Mögliche Mangelerscheinungen: Muskelkrämpfe, Apathie, Schwäche, Übelkeit, Absinken des Blutdrucks, Muskelversteifungen, Verwirrtheit, Bewusstlosigkeit, fehlender Durst, Kollapsneigung, Steigerung des Pulses, verminderte Harnausscheidung, Orientierungsschwierigkeiten.

Mögliche Mangelursachen: Schwächung der Nebenniere, natriumarme (kochsalzarme) Ernährung – z.B. bei Herzkrankheiten, harntreibenden Medikamenten, starkem Erbrechen und Durchfällen (z.B. bei Säuglingen), starkem Schwitzen, Krebserkrankungen, Fisteln im Magen-Darm-Bereich, Leber- oder Nierenerkrankungen, Verbrennungen, Quecksilbervergiftungen.

Kennzeichen für Überdosierung: erhöhter Blutdruck, Unruhe, Schwindel, Erbrechen, Übererregbarkeit der Muskulatur, Haut- und Schleimhautaustrocknung, Benommenheit, starke Schläfrigkeit, evtl. Herzversagen.

Eigene Notizen

Niacin

Können Erdnüsse Depressionen lindern?

Wer immer wieder Heißhunger auf Erdnussbutter oder Hühnchen verspürt, könnte dabei auf das Niacin aus sein, das darin reichlich enthalten ist – gerade Kinder brauchen für eine gesunde Entwicklung reichlich von diesem zur B-Gruppe gehörenden Vitamin (Vitamin B3).

Da man auch als Nicht-Veganer heutzutage kaum noch Hühnchenfleisch mit gutem Gewissen essen kann (in Anbetracht der unsäglichen Bedingungen, unter denen diese schönen Tiere leben müssen) wäre auch Kaffee recht gut geeignet für einen Niacinschub, wovon Millionen Ärztinnen, Krankenschwestern und Manager jeden Tag reichlich Gebrauch machen. Mögen Sie Ihren Kaffee lieber ohne Zucker? Dann fehlt Ihnen vielleicht ein Partner des Niacins, das Chrom – denn die beiden bilden den sogenannten Glukosetoleranz-Faktor, der mit dem Insulin den Blutzuckerspiegel regelt. Fehlt das Chrom, steigt der Blutzucker zu stark an, was meist als unangenehm empfunden wird.

Auch unser Gehirn braucht für seine Botenstoffe dringend Niacin; es hat dafür sogar mit der Leber einen Vertrag zur Eigenproduktion abgeschlossen, falls nicht genügend von außen nachgeliefert wird. Die Leber braucht dazu allerdings einen Vorläuferstoff, das Tryptophan, der z.B. in den beliebten Cashewkernen reichlich enthalten ist. Wollen Sie weniger Kaffee trinken, essen Sie stattdessen eine Tasse der wertvollen Nüsse! Dass Niacin tatsächlich enorme Wirkungen ausübt, wurde erst 1962 durch die Mediziner Abram Hoffer und Humphrey Osmond bekannt. Sie bemerkten, dass es einen beruhigenden Effekt auf Patienten hatte, die unter Schizophrenie litten. Weil sie es nicht glauben konnten, führten sie sogar einen Doppelblindtest durch, bei dem die Hälfte der Patienten gar kein Niacin, sondern ein Placebo (eine Tablette ohne Wirkstoff) erhielt. Ergebnis: das Niacin nützt tatsächlich, es können sogar große Mengen (bis 3000mg) verabreicht werden, ohne dass es zu gesundheitlichen Problemen kommt. Aktuell wird auch von einer positiven Niacin-Wirkung bei Depressionen berichtet, was sicher eine ausführliche Studie wert wäre.

Hoffer und Osmond waren übrigens die ersten, die mit Vitaminen gezielt etwas gegen psychische Beschwerden unternahmen. Leider wurden ihre Erfolge bald wieder vergessen; vielleicht, weil es unglaublich klang, dass Vitamine etwas mit psychischem Befinden zu tun haben sollen. Noch heute runzeln Psychotherapeuten häufig die Stirn, wenn sie so etwas zum ersten Mal lesen – und dabei genüsslich eine Tasse Kaffee nach der anderen trinken ...

Daten zu Niacin (Vitamin B3)

Aufnahme-Empfehlung/Tag: 15-18mg (kann vom Körper auch aus der Aminosäure Tryptophan hergestellt werden).

Körperbestand: wechselnd, Mangelzustand schon nach 2-4 Wochen niacinarmer Ernährung möglich.

Therapeutischer Dosierungsbereich: 100-6000mg. Überdosierung ab 500mg Nikotinsäure (nicht bei der Verwendung von Niacinamid).

Bsp. für Vorkommen in veganen Lebensmitteln je 100g: Weizenmehl (Type 1700) 5,0mg, Naturreis 5,2mg, Champignons 5,2mg, Pfifferlinge 6,5mg, Kaffeebohnen (geröstet) 9-17mg, Erdnüsse 14mg.

Bsp. für Vorkommen in tierischen Lebensmitteln je 100g: Lachs 7,5mg, Makrele 7,5mg, Tunfisch 8,5mg, Sardine 9,7mg, Hühnerfleisch bis 11mg, Hühnerleber 12mg, Rinderleber 15mg, Sardelle 20mg.

Verwendung: Regulation des Cholesterin-Spiegels, Reparatur von Genen, beteiligt an über 200 Enzymen (wie Zink), Energieproduktion, Haut, Muskelgewebe, Herzinfarkt-Prävention, Arthritis, Diabetes – Verzögerung von Nierenstörungen, gegen Kopfschmerzen (in Verbindung mit prämenstruellem Syndrom oder Migräne), gegen Acne rosacea, bei Heuschnupfen.

Mögliche Mangelerscheinungen: Hautveränderungen (z.B. Pellagra), Hautgeschwüre, Durchfall, Schlaflosigkeit, Müdigkeit, Schwindel, Kopfschmerzen, Depressionen, Verwirrungszustände, Merkstörungen, evtl. Schizophrenien, Veränderungen an sonnenbeschienenen Hautstellen, Zungenentzündung, -schwellung), gesprungene Lippen, gerötete Zunge, Appetitverlust, Magenerweiterung, Blähungen, Erbrechen.

Mögliche Mangelursachen: einseitige Ernährung (z.B. mit Mais- oder Hirsemehl), Alkoholismus, Schwangerschaft, Stillzeit, Darmoperation, Vitamin B-Mangel, Fieber, Krebserkrankung, Verbrennungen, Sport, hoher Kaffee- oder Teekonsum.

Kennzeichen für Überdosierung: Gefäßerweiterungen, Steigerung der Hautdurchblutung (Hautrötung, Hitzegefühl).

Interaktionen: Vitamine B2 und B6 unterstützen die Synthetisierung von Niacin aus Tryptophan, Chrom erleichtert die Aufnahme.

Eigene Notizen

Pantothensäure

Die Queen der Hautvitamine.

Ursprünglich als "Vitamin B5" benannt gilt die Pantothensäure als die 'Königin der Hautvitamine' oder als 'Anti-Stress-Vitamin'. Doch nicht nur Stress verbraucht Pantothensäure, bereits beim Kochen und Braten verlieren vitaminreiche Lebensmittel (wie Steinpilze) bis zu 50% dieses genialen Stoffes.

Der Begriff "Pantothensäure" stammt vom griechischen Wort für "überall" und wurde gewählt, weil es in sehr vielen Lebensmitteln vorkommt. Ein verbreiteter Mangel ist also eher nicht zu befürchten. Kenntnisse über Mangelerscheinungen stammen daher bevorzugt aus Kriegs- und Hungerzeiten.

Trotzdem kann es als Medikament (d.h. in weit höherer Dosierung als der normale Tagesbedarf) sehr nützlich sein, so wird es z.B. in Form von flüssiger Bierhefe in der Tieraufzucht verwendet. Auch die Nahrung der Bienenkönigin, das 'Gelee royal' besteht aus bis zu 30% Pantothensäure.

Bekannt ist die Fähigkeit der Pantothensäure-Vorstufe 'Dexpanthenol', die Wundheilung zu beschleunigen. Prof. Erhardt Proksch von der Universität Kiel hat dies in einer vergleichenden Studie nachgewiesen; die Wunden der mit Dexpanthenol behandelten Versuchspersonen waren deutlich vor den anderen abgeheilt. Im Körper wird dieser Stoff zunächst zu Pantothensäure umgewandelt, worauf die Produktion des 'Coenzym A' ansteigt – das wiederum kommt in allen (ca. 70.000.000.000.000) Körperzellen vor und ist an über 100 lebenswichtigen Reaktionsprozessen beteiligt.

Kein Wunder also, dass sich dieses erst 1931 von Prof. R. J. Williams entdeckte Vitamin in kurzer Zeit einen so guten Ruf erworben hat; so fördert es auch die Ausscheidung von Giften oder setzt einen 'eingeschlafenen' Darm nach Operationen wieder in Gang; ob es dagegen wirklich das Grauwerden der Haare im Alter bremsen kann, ist noch nicht bewiesen.

Daten zu Pantothensäure (Vitamin B5)

Aufnahme-Empfehlung/Tag: 5-8mg

Körperbestand: je nach Speicherfüllung.

Therapeutischer Dosierungsbereich: 50-1000mg

Überdosierung ab: auch bei Einnahmen von 10g Calciumpantothenat über mehrere Monate sind keine Vergiftungen bekannt geworden.

Bsp. für Vorkommen in veganen Lebensmitteln je 100g: Avocado 1,1mg, Cashews 1,2mg, Kichererbsen 1,3mg, Linsen 1,3mg, Brokkoli 1,3mg, Roggen 1,5mg, Wassermelone 1,6mg, Naturreis 1,7mg, Sojabohne 1,9mg, Champignons 2,1mg, Erbsen 2,1mg, Erdnüsse 2,6mg, Steinpilze 2,7mg.

Bsp. für Vorkommen in tierischen Lebensmitteln je 100g: Gorgonzola 1,5mg, Hummer 1,6mg, Edelpilzkäse 2mg, Rinderherz 2,7mg, Rinderniere 3,8mg, Eigelb 4mg, Hühnerleber 7mg, Rinderleber 7,3mg, Ostseehering 9,3mg, Bierhefe 0,9 - 19mg.

Verwendung: wird im Körper zum "Coenzym A" verwandelt – zentrale Bedeutung für den Stoffwechsel, zur Entgiftung, Infektresistenz, Wachstum und Pigmentierung der Haare, Bildung von Vitamin D und von Geschlechtshormonen. Therapeutisch bei Lernstörungen (gemeinsam mit anderen B-Vitaminen und Vitamin C), Wundheilung bei Sonnenbrand.

Mögliche Mangelerscheinungen: Abgeschlagenheit, Müdigkeit, Schwäche, Schlafstörungen (kein Schlaf trotz Müdigkeit), Taubheit und Brennen in den Unterschenkeln, Fußgelenkschmerzen, Blutarmut, Ausbleichen der Haarfarbe, Hautprobleme, Depressionen, Erbrechen, Magenschmerzen, Kopfschmerzen, Muskelschmerzen, rheumatische Arthritis, juckende Kopfhaut, gespaltene Haare, "burning-feet-Syndrom" (Schmerzen in Zehen und Fußsohlen), Geschwüre im Zwölffingerdarm, Colitis ulcerosa, niedriger Blutzucker.

Mögliche Mangelursachen: Lebererkrankungen, Diäten, Fastenkuren, Alkoholismus, Operation mit Narkose, Leistungssport, Verwendung der 'Pille', hoher Kaffeekonsum, starker Stress, Mangel an Folsäure und Biotin.

Kennzeichen für Überdosierung: evtl. Durchfall – aber ungefährlich.

Eigene Notizen

Phosphor

Repariert nicht nur Knochenbrüche.

1669 versuchte der Hamburger Kaufmann Henning Brand seiner Finanzknappheit dadurch zu entkommen, dass er (wie viele andere vor ihm) nach einem Weg suchte, Gold herzustellen. Als er bei seinen Experimenten eine größere Menge Urin verdampfte und die Rückstände untersuchen wollte, staunte er nicht schlecht: die zähe Masse im Glaskolben leuchtete schwach in der Dunkelheit. Anstatt Gold hatte Brand ein neues Element entdeckt, das er nach dem altgriechischen Wort für "Lichtbringer" Phosphorus nannte.

Was weder er noch seine damaligen Zeitgenossen wussten, waren die lebensnotwendigen Funktionen des Phosphors im menschlichen Körper. Es hätte ihnen vielleicht im zurückliegenden 30-jährigen Krieg geholfen, die zahlreichen Knochenbrüche der Soldaten und die rätselhafte Knochenerweichung zu lindern. Durch die Mangelernährung infolge der Kriegshandlungen litten nämlich viele Menschen auch unter einer zu geringen Mineralstoffversorgung. Vom Phosphor existieren größere Vorräte in den Knochen, bei denen sich der Organismus in Notzeiten kurzerhand bedient.

Ohne Phosphor wird auch keine Energie produziert, was eine Muskelarbeit unmöglich macht. Genauso ist unser Gedächtnis dankbar um einen Stoff, der Phosphor enthält: das bekannte und in manchen Produkten zugesetzte Lecithin. Außerdem hilft es noch, den Säuren-Basen-Haushalt auszugleichen.

Vor einigen Jahren kam Phosphor (zu Unrecht?) in den Ruf, mitverantwortlich für Hyperaktivität bei Schulkindern zu sein: durch reichlichen Genuss von phosphathaltigen Colagetränken kann es tatsächlich zu einer Überversorgung dieses ansonsten nützlichen Minerals kommen. Ob eine phosphatarme Diät im Einzelfall eine Besserung bewirkt, ist jedoch beim Fehlschlagen anderer Maßnahmen (z.B. einer ausreichende Versorgung mit den Vitaminen der B-Gruppe und Zink) durchaus einen Versuch wert.

Daten zu Phosphor

Aufnahme-Empfehlung/Tag: 1200-1700mg

Körperbestand: 600-700g, davon 85-90% im Skelett.

Bsp. für Vorkommen in veganen Lebensmitteln (Bsp. mit günstigem Calcium : Phosphor-Verhältnis) je 100g: Gemüse u. Salate 50-80mg, Sesamsamen 605mg – in vielen Lebensmitteln reichlich vorhanden.

Bsp. für Vorkommen in tierischen Lebensmitteln (Bsp. mit günstigem Calcium : Phosphor-Verhältnis) je 100g: Milch 90mg, Käse 500-840mg – in vielen Lebensmitteln reichlich vorhanden.

Verwendung: Aufbau von Knochen und Zähnen (gemeinsam mit Calcium = "phosphorsaurer Kalk"), Energielieferant für die Muskeln, in Lecithinen bei Leber- und Gallenerkrankungen, bei erhöhten Blutfettwerten, bei nachlassender Gedächtniskraft, zur Unterstützung des Heilungsvorgangs bei Knochenbrüchen oder Verbrennungen, beim Alkoholentzug.

Mögliche Mangelerscheinungen: selten, da sich der Körper aus dem Knochenreservoir bedient; in Hungerzeiten dadurch: Knochenerweichung, Wachstumsstörungen, Rachitis, Skelettverformungen, schwäche, Müdigkeit, Zuckungen, Muskelspasmen, Appetitmangel.

Mögliche Mangelursachen: Unterernährung, Vitamin-D-Mangel (zu wenig Sonne im Winter), Überfunktion der Nebenschilddrüse, Nierenfunktionsstörungen, Alkoholismus.

Überdosierung durch: Phosphate in Cola-Getränken, Wurstwaren und industriell hergestellten Nahrungsmitteln – führt zu einer Verminderung der Calcium-Resorption und evtl. zu einer Verkalkung der Nieren.

Kennzeichen für Überdosierung: evtl. Muskelkrämpfe bzw. Starrkrampf bei Kleinkindern durch Ernährung mit Kuhmilch statt Muttermilch, Nierenschwäche, Unterfunktion der Nebenschilddrüse, evtl. Ursache für Hyperaktivität bei Kindern.

Eigene Notizen

Schwefel

Teuflisch gut gegen Gift und Pilzbefall.

Vielleicht kennen Sie auch noch ein "Kräuterweiblein", das früher von Haus zu Haus zog und heute geduldig zwischen anderen Marktständen auf ihre traditionsbewusste Kundschaft wartet. Es ist sehr wahrscheinlich, dass sie etwas von der heilsamen Wirkung der schwefelhaltigen Senföle weiß und Ihnen eine dementsprechende Geschichte zum Besten geben kann.

Die Wirkungen bestimmter Pflanzen waren schon lange vor der systematischen Kenntnis ihrer chemischen Inhaltsstoffe bekannt und wurden gegen vielerlei Beschwerden genutzt. Erst im Laufe der Zeit kam man den stofflichen Ursachen auf die Spur und entlarvte gar manches Wundermittel als unnötig, weil seine Wirkung ausschließlich auf der Einbildungskraft des Kranken beruhte oder sogar als schädlich angesehen wurde.

Schwefel allerdings fand sich als Bestandteil des Senföls in einer Reihe überaus wirkungsvoller Hausmittel wie Meerrettich und Kresse sowie in Heilerden, die heute zu Schwefelbädern verarbeitet werden. Auf chemischer Ebene findet sich Schwefel zudem im Vitamin B1, in Biotin, Insulin und Coenzym A – kein Wunder also, dass es in jeder Körperzelle anzutreffen und für alle Organe notwendig ist.

Die vielfach beschriebene Entgiftungswirkung von Schwefel beruht auf seiner Fähigkeit, sich mit einer Reihe giftiger Schwermetalle zu verbinden, sie so unschädlich zu machen und auf sanfte Weise aus dem Organismus zu befördern. Eine ebenso reinigende Wirkung entfaltet es beim Abbau von Alkohol und den Giften, die durch Tabakrauch in die Atemluft gelangen.

Schweflige Säure wird von Winzern in den Wein gegeben, um das Wachstum von Hefen zu verhindern. Sensible Weintrinker reagieren jedoch empfindlich (Kopfschmerzen), wenn sie zu viel säurehaltigen Wein auf einmal trinken. Wenn Sie Ihren Wein direkt beim Erzeuger einkaufen, verrät er Ihnen auf Nachfrage sicher, wie viel schweflige Säure sein Wein enthält – ab 25-30mg/Liter sollten Sie bei entsprechender Sensibilität vorsichtig sein.

Daten zu Schwefel

Tagesbedarf/Aufnahme: ca. 900mg

Körperbestand: ca. 200g = 200.000mg

Vorkommen: In eiweißhaltigen Lebensmitteln in genügender Menge. Im Organismus wirksam in Form von Methionin.

Bsp. für das Vorkommen von Methionin in veganen Lebensmitteln (je 100g): Sonnenblumensamen 490mg, Soja 580mg, Sesam 640mg, Paranuss 890mg.

Bsp. für das Vorkommen von Methionin in tierischen Lebensmitteln (je 100g): Fleisch bis 530mg, Leber bis 630mg, Fische bis 800mg, Käse bis 960mg.

Vorkommen von schwefelhaltigen Senfölen: Meerrettich, Kresse, Senf, Kohl, Rettich, Zwiebeln, Knoblauch, Lauch, Brunnenkresse.

Verwendung: Bestandteil der essentiellen Aminosäure Methionin, von Vitamin B1, Biotin, Insulin, Co-Enzym A, Heparin und Keratin. In Form von Verbindungen (Glaubersalz, Bittersalz) als Abführmittel in Gebrauch. Als Schwefelbad ist es schon lange z.B. bei Gelenkerkrankungen, Gicht, Nervenentzündungen, Schuppenflechte oder Pilzinfektionen nützlich. Das in vielen Pflanzen (s. oben). vorkommende schwefelhaltige Senföl wirkt im Körper antibiotisch (z.B. bei Harnwegsinfekten).

Mögliche Mangelerscheinungen: Wachstumshemmung, auch an Haaren und Nägeln, Hautentzündungen.

Mögliche Mangelursachen: extrem eiweißarme Ernährung.

Eigene Notizen

Selen

Immunpower in Bounty & Co.

Selen hat eine recht lange Anwendungsgeschichte, erlebt jedoch erst in den letzten Jahren die ihm zustehende Anerkennung. So wurde es bereits 1912 erfolgreich gegen Magenkrebs eingesetzt, geriet dann aber wieder in Vergessenheit. Dies änderte sich, nachdem in den 1990er-Jahren Untersuchungen bekannt wurden, nach denen in selenreichen Bundesstaaten der USA deutlich weniger Krebsfälle als in selenarmen auftreten. Auch zeigte sich, dass an Krebs Erkrankte in den selenreichen Gegenden durchschnittlich zehn Jahre länger lebten als ihre Nachbarn.

Inzwischen wird es an vielen Krebskliniken begleitend zur herkömmlichen Therapie eingesetzt, um die Immunabwehr zu stärken. Ein niedriger Selenspiegel im Blut sollte aus der Sicht vieler Fachleute Anlass zu Gegenmaßnahmen, sprich: einer selenreicheren Ernährung, geben. Weltweit bestehen enorme Unterschiede im Selengehalt des Bodens, so wird z.B. in Deutschland nur ein Zehntel der Selenmenge verzehrt wie in Venezuela. Mangelgebiete sind außerdem Polen, Neuseeland, die skandinavischen Länder und China.

In China hatte man schon nach 1935 spektakuläre Erfolge mit Selen, als man die bis dato unheilbare und mysteriöse Keshan-Krankheit allein durch die Verabreichung von Selen an die Bevölkerung ausrotten konnte. Später erkannte man, dass in der betroffenen Gegend die Ackerböden extrem selenarm sind.

Nach einer Studie des Instituts für Tiermedizin der Universität Bonn zeigen auch in Deutschland Weidetiere regelmäßig Symptome des Selenmangels (wie Wachstumsverzögerung, Totgeburten), welche durch entsprechende Zufütterung nachlassen.

Wie Schwefel hilft Selen, Gifte (z.B. Blei und Arsen) unschädlich zu machen, es schützt die Blutbahnen vor Fettablagerungen und erhält die Prostata gesund. Bei einer zu niedrigen Spermienzahl sollte auf jeden Fall der Selenwert im Blut bestimmt und wenn nötig erhöht werden; hier ist auch der Hinweis angebracht, dass es nicht genügt, wenn die Werte "im Durchschnitt" sind – denn der deutsche Durchschnitt ist im internationalen Vergleich und hinsichtlich der erforderlichen Mengen deutlich zu niedrig.

Da Kokos das selenreichste Lebensmittel ist, bietet sich eine verstärkte Verwendung (z.B. im Müsli, in Kuchen, Backwaren oder in selbstgemachten Riegeln und Keksen) durchaus an, speziell für Kinder.

Daten zu Selen

Aufnahme-Empfehlung/Tag: 0,020-0,100mg je nach Alter.

Körperbestand: 10-15mg

Therapeutischer Dosierungsbereich: bis 0,350mg bei Langzeiteinnahme und 3,5mg bei Einmalgabe.

Bsp. für Vorkommen in veganen Lebensmitteln je 100g: Zwiebel bis 0,010mg, Knoblauch 0,020mg, Gurke bis 0,06mg, Paranuss 0,103mg, Weizen 0,001-0,130mg (abhängig vom Selengehalt der Böden), Steinpilz bis 0,194mg, Pistazie 0,450mg, Sesam 0,800mg, Kokosnuss 0,810mg.

Bsp. für Vorkommen in tierischen Lebensmitteln je 100g: Gelatine 0,019mg, Makrele 0,035mg, Garnele 0,040mg, Sardine 0,085mg, Hummer 0,130mg, Tunfisch 0,130mg, Bückling 0,140mg, Hering 0,140mg.

Verwendung: Immunabwehr, Antioxidanz, Neutralisation von Schwermetallen (z.B. Quecksilber, Blei, Amalgam), zur Krebsvorbeugung und Unterstützung von Krebstherapien.

Mögliche Mangelerscheinungen: Herzmuskelerkrankungen, Hand- und Kniegelenkschwellungen, versteifte Gelenke, rheumatische Erkrankungen, Aufhellung von Haut und Haaren, Veränderung der Haarstruktur, Augenerkrankungen, Muskelschwäche, Fruchtbarkeitsstörungen, Schilddrüsenunterfunktion, evtl. Krebsrisiko erhöht, evtl. beteiligt an: Entzündungen der Bauchspeicheldrüse, zystische Fibrose, Morbus Crohn, Colitis ulcerosa.

Mögliche Mangelursachen: Lebensmittel von selenarmen Böden, Stress, Schwangerschaft, Stillzeit, Dialysepatienten, Magersucht, künstliche Ernährung, Alkoholismus, frühgeborene und ungestillte Kinder.

Kennzeichen für Überdosierung: knoblauchartiger Mundgeruch, Haarausfall, Fingernägel-Verlust, Störungen des Nervensystems, Hautrötungen, Hautschwellungen, Erbrechen, Durchfall, Gewichtsabnahme.

Interaktionen: Selen wird in Pflanzen durch Schwefel ('saurer Regen', einseitige Düngung) verdrängt.

Eigene Notizen

Silizium

Macht Gewichtheber und Haare reißfest.

Silizium, besser bekannt als "Kieselerde" ist so etwas wie ein Universalbaustoff pflanzlichen, tierischen und menschlichen Lebens. 25% der Erdrinde bestehen aus diesem weitgehend unlöslichen Stoff. Es wird in der Industrie (Halbleiterproduktion – "silicon valley"), zur Synthese von Silikon oder für die Herstellung von Heizleitern verwendet. Außerdem ist es ein wesentlicher Bestandteil vieler Edelsteine (Bergkristall, Amethyst, Rosenquarz etc.) sowie von wertvollen natürlichen Rohprodukten (Sand, Feldspat, Glimmer, Asbest, Talk, Kieselgur etc.). Die Kieselerdevorkommen im Boden stammen größtenteils aus verwesten Skeletten der Kieselalge, die sowohl in Süß- wie in Salzwasser lebt.

Obwohl schon 1824 in Schweden als Element identifiziert, wurde seine Lebensnotwendigkeit für Pflanzen erst 1939, für Tiere sogar erst 1972 erkannt, die für den Menschen steht noch aus. Das ist jedoch für seine Verwendung kein Hinderungsgrund, denn es gibt seit vielen Jahren etliche Produkte auf dem Markt (Kieselsäure, Kieselerde), die offenbar guten Zuspruch finden.

Für eine generelle Unterversorgung gibt es zwar keinen Hinweis, was jedoch nicht bedeutet, dass der Einzelne nicht trotzdem von einer verstärkten Aufnahme profitieren könnte. Vegetarier befinden sich durch den stärkeren Verzehr pflanzlicher Lebensmittel übrigens gegenüber Fleischessern in einer besseren Versorgungssituation.

Zu den Anwendungsgebieten gehören Haare, Haut und Nägel, es wird aber auch vorbeugend gegen Osteoporose empfohlen. Bei starker körperlicher Belastung (Gewichtheber, Bauarbeiter) benötigt der Körper mehr Silizium, um die Festigkeit von Knochen und Gewebe zu erhalten.

Daten zu Silizium

Aufnahme-Empfehlung/Tag: 10-40mg

Körperbestand: ca. 1400mg

Überdosierung ab: in Form von Kieselerde oder Kieselsäure (der Handelsform von Silizium) sind keine Überdosierungen bekannt.

Bsp. für Vorkommen in veganen Lebensmitteln je 100g: Tomate 2,7mg, Gurke 3mg, grüne Bohnen 8mg, Roggen und Reis bis 9mg, Mineralwässer bis 10mg, Haselnüsse 10mg, Lauch bis 16mg, Weizen bis 19mg, Kartoffeln bis 65mg, Hirse bis 135mg, Gerste bis 210mg, Pektin 140-230mg, Hafer bis 580mg (je nach Bodenbeschaffenheit).

Bsp. für Vorkommen in tierischen Lebensmitteln je 100g: –

Verwendung: Baustoff für Knochen, Knorpel, Bindegewebe, Haare und Nägel, bei der Tuberkulosebehandlung zur Festigung des Lungengewebes, bei Osteoporose, senkt die Aluminiumaufnahme.

Mögliche Mangelerscheinungen: Wachstumsverminderung, Haarausfall, spröde Haare, Eingeweidebrüche, Bänderschwäche, Leistenbruch, Bandscheibenbeschwerden, Abwehrschwäche, brüchige Nägel, evtl. Lungenerkrankungen (Tuberkulose), Netzhaut-Degeneration des Auges, chronische Ekzeme, Hautjucken mit zwanghaftem Kratzen (Pruritus), evtl. Osteoporose.

Mögliche Mangelursachen: einseitige Ernährung, überwiegende Ernährung mit Fleisch und Wurst ("Metzger-Syndrom").

Interaktionen: Die Wirkung von Silizium auf die Knochenbildung ist von Vitamin D abhängig.

Eigene Notizen

Vanadium

Freund von Zellkernen und Mitochondrien.

Erst 1939 entdeckte der russisch-britische Biochemiker David die lebensnotwendige Funktion der so genannten Spurenelemente für den Menschen. Er wies nach, dass ein bestimmtes zinkhaltiges Enzym nur dann funktioniert, wenn es auch tatsächlich Zink enthält. Und da unser Körper offensichtlich keine chemischen Elemente selbst herstellen kann, war klar, dass diese mit der Nahrung zugeführt werden müssen.

„Reines Vanadium ist relativ weich, wird aber durch Beimengungen anderer Elemente härter und besitzt dann eine hohe mechanische Festigkeit. In den meisten Eigenschaften ähnelt es seinem Nachbarn im Periodensystem, dem Titan.“ (Zitat Wikipedia) Im menschlichen Körper kommt es vor allem in Zellkernen und Mitochondrien vor, was für eine essentielle Bedeutung als Mikronährstoff spricht.

Vanadium gehört also nach der Auffassung vieler Experten zu den lebenswichtigen Elementen, jedoch fehlen dafür wie bei Bor, Lithium und Silizium konkrete Beweise, die wohl nur durch Versuche mit Menschen erbracht werden könnten, die natürlich niemand ernsthaft in Erwägung zieht.

„Bei Tieren und Vögeln, in diesem Fall Ratten und Hühnern, ist bekannt, dass sie Vanadium in sehr kleinen Mengen benötigen. Ein Vanadiummangel resultiert bei ihnen in einem reduzierten Wachstum und einer herabgesetzten Fortpflanzung. Schwarz und Milne zeigten, dass ein Zusatz von Vanadium zu einer aminosäurereichen Diät das Wachstum der Ratten um 40 Prozent erhöhte. Die optimale Dosierung lag bei 10 Mikrogramm pro 100 Gramm Nahrungsmittel. Verabreicht wurden Natriumvanadate (Vanadate sind Salze der Vanadium-Säuren). Die verschiedenen Vanadate zeigten verschiedene Effekte auf das Wachstum der Tiere.“ (Quelle: www.jstor.org/pss/1731776)

Da Vanadium auch in Gelatine enthalten ist (je nach Beschaffenheit der Böden, auf denen das Futter für die Schlachttiere gewachsen ist, aus denen die Gelatine hergestellt wurde), könnte die Lust auf Gummibärchen und Co. teilweise auch daher rühren, dass durch das Vanadium die Verwertung des neben der Gelatine ebenfalls reichlich enthaltenen Zuckers besser gelingt als aus anderen Süßigkeiten.

Daten zu Vanadium

Aufnahme-Empfehlung/Tag: unbekannt, vermutlich nur wenige Mikrogramm.

Körperbestand: ca. 0,3mg / kg Körpergewicht

Therapeutischer Dosierungsbereich: unbekannt

Überdosierung ab: ab ca. 10-20 mg Körperbestand.

Bsp. für Vorkommen in Lebensmitteln: pflanzliche Öle (100g Sojabohnen- oder Maiskeimöl enthalten ca. 1mg, Sonnenblumenöl bis 0,69mg), Gelatine, Buchweizen.

Verwendung: evtl. Absenkung des Blutzuckerspiegels unabhängig vom Insulin, evtl. beteiligt am Aufbau von Zähnen und Knochen.

„Vanadium beeinflusst die Glucoseaufnahme. Es ist in der Lage, in der Leber die Glykolyse zu stimulieren und den Konkurrenzprozess der Gluconeogenese zu hemmen. Dadurch kommt es zu einer Senkung des Glucose-Spiegels im Blut. Daher wird untersucht, ob Vanadiumverbindungen für die Behandlung von Diabetes mellitus Typ 2 geeignet sind. Es sind jedoch noch keine eindeutigen Ergebnisse gefunden worden." (Zitat Wikipedia)

Mangelerscheinungen: bei Ratten: Wachstumsstörungen, bei Ziegen: Skelettschäden (Verkrümmung der Vorder- und Hintergliedmaßen); evtl. Unfruchtbarkeit und verkürzte Lebenserwartung.

Mangelursachen: vanadiumarme Ernährung, Nahrungsmittel von vanadiumarmen Böden, vanadiumarmes Tierfutter von Schlachttieren.

Kennzeichen für Überdosierung: Augenbrennen, Nasenschleimhau tentzündung, Kehlkopfentzündung, Luftröhrenkatarrh, Abgeschlagenheit, Sehstörung, Ohrensausen, Übelkeit, Erbrechen, Herzrhythmusstörungen. (Als Gegenmittel hat sich Vitamin C bewährt).

Eigene Notizen

Vitamin A

Kleopatras Augen-Arznei.

Kann ein Leberwurstbrot dem Organismus im Kampf gegen Krebszellen helfen? So könnte eine Frage lauten, der in den letzten Jahren vermehrt nachgegangen wird. Es ist bekannt, dass bestimmte Mineralstoffe und Vitamine einen entscheidenden Einfluss auf unser Immunsystem ausüben.

Ohne genügend Vitamin A zum Beispiel steigt die Gefahr, an Durchfall oder Lungenentzündung zu erkranken; besonders, wenn noch Stress und eine eiweißreiche Ernährung dazukommen, wir viel Zeit vor dem Bildschirm oder im Dämmerlicht verbringen. Und ohne ein schlagkräftiges Immunsystem erhöht sich die Gefahr, an bestimmten Krebsformen zu erkranken. Was viele nicht wissen: jeder von uns hat ständig Krebszellen im Körper, diese werden jedoch von einer gesunden Abwehr daran gehindert, Fuß zu fassen und sich zu vermehren. Doch auch nach Ausbruch einer Erkrankung kann die Stabilisierung des Immunsystems noch Gutes bewirken. So schreibt Dr. P. Schleicher aus München: "Die positive Wirkung des Vitamin A oder des Beta-Carotins in der Onkologie (...) sind durch Studien eindeutig bewiesen." (in Holtmeier/Kruse-Jarres: Zink, WVG, 1991).

Bis 1913 glaubte man, es gäbe nur ein einziges Vitamin; dann fand der Arzt und Biochemiker McCollum heraus, dass es zumindest zwei sind: das fettlösliche Vitamin A und das wasserlösliche Vitamin B. Was Historiker heute wissen ist, dass bereits die alten Ägypter die Wirkung von Vitamin-A-reicher Leber in der Augenheilkunde nutzten: sie legten gebratene Leber auf die Augen der Kranken. Heute ist klar, dass jeder Lichtimpuls, der auf unsere Netzhaut trifft, etwas Sehpurpur verbraucht und dieser Stoff ohne Vitamin A (und ausreichend Zink) nicht regeneriert werden kann.

Vielleicht haben Sie sich schon gewundert, dass auf Vitamin-A-Präparaten als Inhaltsstoff "Beta-Carotin" angegeben ist; hierbei handelt es sich um zwei miteinander verbundene Vitamin-A-Moleküle, die sich erst voneinander lösen, wenn der Körper sie braucht. Dadurch ist die Gefahr einer möglichen Überdosierung verringert – Sie sollten aber in jedem Fall vor einer Eigenmedikation mit größeren als den angegebenen Tagesmengen vorher einen Arzt zu Rate ziehen; da Vitamin A z.B. Calcium aus den Knochen löst, kann eine Über-dosierung vor allem zu erhöhter Knochenbruchgefahr führen.

Daten zu Vitamin A (Retinol, Carotinoide)

Aufnahme-Empfehlung/Tag: 1mg = 3300 i. E. = 6mg Beta-Carotin

Körperbestand: unterschiedlich hohe Speicherfähigkeit

Therapeutischer Dosierungsbereich: Zufuhr größerer Mengen nur nach Absprache mit dem Arzt, vor allem bei Rauchern.

Überdosierung ab: ca. 3-30mg Dauereinnahme bzw. 130mg Einzeleinnahme (in der Schwangerschaft deutlich weniger – Gefahr von Missbildungen, z.B. beim Verzehr roher Leber).

Bsp. für Vorkommen in veganen Lebensmitteln je 100g: Brokkoli 0,31mg, Spinat 0,5mg, Möhren 1,1mg. Pflanzliche Lebensmittel sollten mit Fett zubereitet werden, um das Vitamin A aufnehmen zu können.

Bsp. für Vorkommen in tierischen Lebensmitteln je 100g: Emmentaler 0,32mg, Camembert 0,38mg, Tunfisch 0,45mg, Butter 0,59mg, Aal 0,98mg, Eigelb 1,0mg, Leberwurst grob 8,3mg, Hühnerleber 13mg, Rinderleber 15mg, Lebertran 25,5mg.

Verwendung: Stärkung der Sehkraft, Aufbau von Haut, Augen, Haaren und Schleimhäuten, Produktion von Geschlechtshormonen, Fruchtbarkeit, Spermienbildung, Schutz vor Arteriosklerose, Nerven, Infektabwehr, Erhaltung und Aufbau von Knorpelgewebe, Hell-Dunkel-Adaption, Entwicklung der Plazenta, Entwicklung des Embryos, Aufbau von roten Blutkörperchen, Heilung von Knochenbrüchen, Erholung nach Schlaganfall.

Mögliche Mangelerscheinungen: Nachtblindheit, gestörte Hell-Dunkel-Adaption, Hautveränderungen (auch an den Schleimhäuten), gestörte Zahnbildung, Wachstumsverzögerung, trockene oder rote Augen, Eisenmangel, trockene oder juckende Haut, verringerter Geruchs- und Tastsinn, Appetitmangel, Schuppenflechte, Sommerschnupfen, Pilzinfektionen, Akne, starke Monatsblutung.

Mögliche Mangelursachen: Mangel- oder Fehlernährung, Alkoholismus, Colitis (Mehrbedarf), überwiegend fleischlose Ernährung, proteinreiche Ernährung, schwere Krankheiten (Rheuma, Krebs, AIDS), Stress, Rauchen, Umweltgifte, Aufenthalt in hellem Sonnenlicht, Diabetes, Schilddrüsenunterfunktion, Arbeit am Computer, Fernsehen, Lesen und Schreiben auf weißem Papier.

Kennzeichen für Überdosierung: Haarausfall, Reizbarkeit, Schmerzen, Schwindel, Erbrechen, verschleierter Blick, Lebervergrößerung.

Eigene Notizen

Vitamin B1

Wehrt Stress und Insekten ab.

So wie Kolumbus vierhundert Jahre zuvor ein bis dahin unbekanntes Land für Europa durch einen Irrtum entdeckte, erging es auch dem holländischen Arzt Christiaan Eijkman Ende des 19. Jahrhunderts. Er war ins heutige Indonesien geschickt worden, um den Erreger einer neu grassierenden Krankheit mit Namen "Beri-Beri" zu suchen. Dass deren Auftreten nicht mit Viren oder Bakterien, sondern mit der Einführung der neuartigen Reisschälmaschinen in Zusammenhang stand, merkte man erst viel später.

Den einzigen Erfolg, den Eijkman am Ende vorweisen konnte, war die Entdeckung, dass die Hühner seines Kochs eine ähnliche Krankheit bekamen, nachdem man ihnen statt Vollkornreis eine zeitlang geschälten Reis fütterte. Stellte man auf Vollkornreis um, wurden sie gesund, gab es die weiße Sorte, wurden sie wieder krank. Eine wissenschaftliche Erklärung dafür fand er allerdings nicht und vermutete ein Gift im Reis, das durch die Schale wieder neutralisiert würde. Zumindest aber ließ sich Beriberi nun durch ausgewogene Ernährung fürs Erste einigermaßen in den Griff bekommen.

Der Lösung auf die Spur kamen der polnische Biochemiker Casimir Funk und der englische Biologe Frederick G. Hopkins. Hopkins vermutete 1907 einen bisher unentdeckten lebenswichtigen Stoff in den Lebensmitteln, der dann von Funk 1911 in Form des Thiamins auch gefunden wurde. Funk schlug für diesen neuen Stofftyp 1912 die Bezeichnung "Vitamin" vor, ein Name, der sich bis heute gehalten hat. Zwei holländische Chemiker (Jansen und Donath) gelang es dann einige Jahre später (1926), Thiamin aus Reiskleie zu isolieren.

Nach und nach erkannte man eine Reihe weiterer Wirkungen der nun "Vitamin B1" getauften Verbindung: ihre Nervenschutzfunktion, ihre Fähigkeit, Prüfungs-, Reise- oder Operationsängste zu mildern sowie die Abscheu von Insekten gegen thiaminreiche Ausdünstungen. Aber auch die Empfindlichkeit von Thiamin gegen Hitze wurde bald klar – beim Toasten von Vollkornbrot wird so innerhalb einer Minute ungefähr ein Drittel aller B1-Moleküle zerstört; Einfrieren überleben sie hingegen mit stoischer Gelassenheit.

Daten zu Vitamin B1 (Thiamin)

Aufnahme-Empfehlung/Tag: 1,1-1,4mg

Körperbestand: ca. 30mg

Therapeutischer Dosierungsbereich: 10-200mg

Überdosierung ab: 200mg

Bsp. für Vorkommen in veganen Lebensmitteln je 100g: Naturreis 0,41mg, Gerste 0,43mg, Zucchini 0,5mg, Buchweizen 0,58mg, Haferflocken 0,59mg, Pistazien 0,69mg, Erbsen 0,76mg, Mohn 0,86mg, Erdnuss 0,9mg, Sojabohne 0,99mg, Sonnenblumenkerne 1,9mg, Weizenkeime 2,0mg.

Bsp. für Vorkommen in tierischen Lebensmitteln je 100g: Rinderherz 0,51mg, Bierhefe 12mg.

Verwendung: Energiehaushalt, Nervensystem.

Mögliche Mangelerscheinungen: "Beri-Beri"-Krankheit, Appetitlosigkeit, Verdauungsstörungen, Durchfall, Magensäuremangel, Müdigkeit, Störung des emotionalen Gleichgewichts, Gewichtsverlust, Herz-Kreislauf-Versagen, Muskelschwäche, Muskellähmungen, Wadenkrämpfe, geistige Trägheit, Depressionen, Angstzustände, Reizbarkeit, schlechte Wundheilung, Blutarmut, schwankender Gang, unkontrollierte Augenbewegungen, häufige Kopfschmerzen, Kurzatmigkeit, verschlechterte Reflexe, erhöhte Schmerzempfindlichkeit.

Mögliche Mangelursachen: Ernährungsgewohnheiten (Weißmehl, Zucker, Alkohol), Stress, Schwangerschaft, Stillzeit, Alkoholismus, hoher Kaffee- und Teekonsum, fleischarme Ernährung, Vitamin B1-arme Muttermilch, Folsäuremangel, intensiver Sport, Fieber, Lebererkrankungen, Wachstumsperioden, Alter, Einnahme von oralen Kontrazeptiva ("Pille"), Schilddrüsenüberfunktion.

Kennzeichen für Überdosierung (selten): Magenbeschwerden, Kopfschmerz, Schweißausbrüche, Hautreaktionen, Herzrasen, evtl. allergische Reaktion bei intravenöser Verabreichung.

Interaktionen: die Verwertbarkeit von Vitamin B1 wird durch die Anwesenheit von Mangan und Magnesium gesteigert und durch Vitamin C erhalten. Ohne Vitamin B1 wirkt Magnesium nicht so gut.

Eigene Notizen

Vitamin B2

Heilt eingerissene Mundwinkel.

Dass Mineralstoff- und Vitaminmängel häufig nicht sofort vom Arzt erkannt werden, hängt sicher auch mit der geringen Zahl eindeutiger Mangelsymptome zusammen. Meist entwickelt sich ein individuelles Krankheitsbild, das bereits vorhandenen Schwachstellen des Patienten betrifft. So werden z.B. durch Zinkmangel beim einen zuerst die Geschmacksempfindungen leiden, beim anderen das Immunsystem und beim dritten verstärken sich die auch zuvor schon vorhandenen Ängste und depressiven Stimmungen.

Vitamin B2 zeigt dagegen ein recht eindeutiges Mangelkennzeichen: die sogenannten Rhagaden, eingerissene Mundwinkel. Unsere Lippen scheinen besonders am Riboflavin (so der Stoffname) zu hängen.

Auch der heranwachsende Embryo benötigt große Mengen davon und so kann bei werdenden Müttern nicht nur durch Hautprobleme im Mundbereich, sondern auch durch typische Gelüste (Hefe, Leber) auf einen nicht ausreichend gedeckten Bedarf geschlossen werden. Dieser betrifft dann in der Regel parallel eine Reihe weiterer B-Vitamine, weshalb unbedingt ein Gespräch mit der Frauenärztin geführt werden sollte.

Ebenfalls zu den Risikogruppen zählen Kraftsportler, Veganer, Vegetarier und Alkoholkonsumenten. Hier können ermüdete oder geschädigte Augen, fehlende Energie oder ungewohnte Persönlichkeitsveränderungen auf ein Fehlen dieses Vitamins hindeuten. Es sind auch Fälle bekannt, bei denen nach dem Wechsel auf eine andere Sorte der "Pille" Mangelerscheinungen auftraten (manche Präparate erhöhen den Bedarf an Vitamin B2).

Einen echten Vitamin-B2-Mangel findet man jedoch bevorzugt in Ländern mit andauernder Unterernährung oder bei einseitiger Ernährung mit Mais bzw. Maismehl. Hier tritt dann ein Krankheitsbild namens "Pellagra" auf, das durch eine extrem rissige und spröde Haut auffällt. Glücklicherweise kann durch Verabreichung von Riboflavin ein Mangel rasch behoben werden, denn unser Organismus verträgt recht große Mengen davon problemlos; lediglich der Urin färbt sich ungewöhnlich hellgelb – daher wird Riboflavin auch regelmäßig als Farbstoff verwendet (lat. flavus = gelb).

Daten zu Vitamin B2 (Riboflavin)

Aufnahme-Empfehlung/Tag: 1,5-1,7mg

Therapeutischer Dosierungsbereich: 10-400mg

Überdosierung: keine bekannt.

Bsp. für Vorkommen in veganen Lebensmitteln je 100g: Kakao 0,4mg, Champignon 0,44mg, Mandeln 0,62mg.

Bsp. für Vorkommen in tierischen Lebensmitteln je 100g: Ziegenkäse 0,5mg, Camembert 0,57mg, Parmesan 0,6mg, Rinderherz 0,91mg, Rinderniere 2,2mg, Rinderleber 2,8mg, Bäckerhefe bis 3,0mg, Bierhefe bis 5,5mg.

Verwendung: Energiegewinnung, Sehprozess, Entgiftung des Körpers.

Mögliche Mangelerscheinungen: Risse in den Mundwinkeln (Rhagaden), verzögertes Wachstum, Augenschäden (Rötung, Brennen, Lichtempfindlichkeit), Schleimhautentzündungen in Mund und Nase, Hautprobleme, Blutarmut, Lippenbeschwerden (glatt, violett, schmerzend), Lustlosigkeit, Depressionen, Persönlichkeitsveränderungen, Ermüdungserscheinungen.

Mögliche Mangelursachen: Fieber, starke Muskelbeanspruchung, Schwangerschaft, Stillzeit, chronische Darmerkrankungen, Diabetes, hohes Alter, Alkoholismus, orale Kontrazeptiva ("Pille"), Wachstumsphasen, Beruhigungsmittel, Krebserkrankung, starke Verletzungen, Verbrennungen.

Kennzeichen für Überdosierung: keine bekannt, Gelbfärbung des Urins ist normal (Riboflavin wird auch als Farbstoff eingesetzt).

Interaktionen: wird für die Aktivierung von Vitamin B6 und für die Umwandlung von Tryptophan in Niacin benötigt; Selen verbessert die Aufnahme von Vitamin B2.

Eigene Notizen

Vitamin B6

Der Stoff aus dem die Träume sind.

Wie die eingerissenen Mundwinkel beim Vitamin B2 gibt es auch bei seinem Verwandten B6 einen recht eindeutigen Indikator für eine potentielle Unterversorgung: das Ausbleiben der morgendlichen Traumerinnerung. Hinsichtlich typischer Gelüste dürfte der Drang zu Nüssen das auffallendste Kennzeichen sein – so kann man hin und wieder Kinder beobachten, die ihre Mütter bedrängen, ihnen die Nusstüte schon vor der Supermarktkasse zwecks sofortigem Verzehr zu überlassen.

Überhaupt wäre es aus Sicht des Autors sinnvoll, statt zucker-, nikotin- oder alkoholhaltiger Erzeugnisse besser besonders nährstoffreiche Artikel neben den Warteschlangen zu platzieren; manch ein gestresster Kunde käme so vielleicht dazu, der inneren Stimme zu folgen und etwas für seinen Mineralstoff- oder Vitaminhaushalt zu tun.

Beim Vitamin B6 gibt es eine Reihe von Auslösern für einen zu niedrigen Kontostand: kaum Einkommen (wenig Vollkornprodukte oder Fisch), schlechte Übergabe (weil Zinkmangel die Aufnahme blockiert) und nicht zuletzt großzügige Verschwendung (durch reichlichen Alkoholgenuss). Kaum etwas aufgefüllt, zeigt sich Pyridoxin mit besagten Traumerinnerungen erkenntlich. Sie dürfen übrigens nicht erschrecken, wenn in den ersten Nächte eher unangenehme Themen auf dem Programm stehen; bald werden Sie mit Bildern belohnt, die Sie schon einmal dazu bringen, dem Spätfilm im Fernsehen ihr eigenes Traumprogramm vorzuziehen.

Manche Fachleute schreiben dem Vitamin B6 die auffälligste Wirkung aller Vitamine zu: ein Zusammenhang mit der Besserung von Schreikindern*, epilepsieartigen Anfällen, psychischen Erkrankungen, Migräne, Karpaltunnelsyndrom, Autismus, Hyperaktivität, Herzattacken wird diskutiert. Ob dabei ursächlich ein Vitamin-B6-Mangel oder andere nützliche Wechselwirkungen die Ursache sind, ist noch offen. Tauchen jedoch solche Beschwerden zeitweise oder recht plötzlich, ohne erkennbaren Anlass auf, kann ein Versuch mit zusätzlicher Vitamin-B6-Zufuhr (kombiniert mit Zink) durchaus Sinn machen. Kaum ein Mediziner wird sich dem in Anbetracht der guten Verträglichkeit verschließen.

* was die so genannten „Schreikinder" betrifft kann nicht oft genug darauf hingewiesen werden, dass Kleinkindernahrung gesetzlich vorgeschrieben Vitamin C enthält und dass Vitamin C das Gehirn wachhält, was wiederum das Kind am Einschlafen hindern kann, obwohl sein restlicher Körper müde ist. Die Lösung ist, selbst ein (Vitamin-C-freies) Abendessen zuzubereiten und keine fertige Babynahrung zu füttern.

Daten zu Vitamin B6 (Pyridoxin)

Aufnahme-Empfehlung/Tag: 1,3-1,8mg

Körperbestand: ca. 150mg

Therapeutischer Dosierungsbereich: 20-200mg

Überdosierung ab: ca. 500mg

Bsp. für Vorkommen in veganen Lebensmitteln je 100g: Marone 0,35mg, Erdnuss 0,4mg, Haselnuss 0,45mg, Avocado 0,5mg, Weizenkeime 0,5mg, Kichererbse 0,54mg, Gerste 0,56mg, Linse 0,6mg, Naturreis 0,67mg, Hirse 0,75mg, Walnuss 0,87mg, Sojabohne 1,19mg.

Bsp. für Vorkommen in tierischen Lebensmitteln je 100g: Tunfisch 0,46mg, Rinderfilet 0,5mg, Gorgonzola 0,6mg, Makrele 0,6mg, Rinderleber 0,7mg, Lachs 0,98mg, Sardine 1mg, Hummer 1,18mg.

Verwendung: Beteiligt an der Interaktion von Aminosäuren (Tryptophan) und von Hormonen (Histamin, Serotonin, Dopamin), Immunabwehr, Bildung des roten Blutfarbstoffs, Regulation des Blutzuckerspiegels, Prävention von Arteriosklerose und Nierensteinen, gegen Arthritis, Asthma, Epilepsie bei Kindern, Hyperaktivität, Parkinson, prämenstruelles Syndrom.

Mögliche Mangelerscheinungen: Hautveränderungen im Nasen- und Augenbereich, Entzündungen im Mund und an den Lippen, Schlaflosigkeit, nervöse Störungen, erhöhte Reizbarkeit, bei Säuglingen wurden epilepsieartige Krämpfe beobachtet, Depressionen, Angstzustände, Verwirrung, Kopfschmerzen, keine oder geringe Traumerinnerung ('normal' wären 2-3 erinnerte Träume).

Mögliche Mangelursachen: Alkoholismus, Mangel- / Fehlernährung, gesteigerter Bedarf durch Schwangerschaft, Stillzeit und andauernde Medikamenteneinnahme ("die Pille", Isoniazid, D-Penicillamin) extrem hohe Proteinaufnahme, bei Kälte ist der Bedarf erhöht.

Kennzeichen für Überdosierung: evtl. Gangstörungen, Reflexstörungen und Beeinträchtigung des Tast- und Temperaturempfindens.

Interaktionen: Die Aktivierung des Vitamins B6 benötigt eine ausreichende Versorgung mit Zink und Vitamin B2.

Eigene Notizen

Vitamin B12

Gelassenheit auf Vorrat.

Die Besonderheit am Vitamin B12 ist, dass es als einziges Vitamin ein Metall-Ion besitzt, nämlich das seltene Kobalt. Außer als Bestandteil dieses Vitamins kann unser Körper kein Mikrogramm des lebenswichtigen Kobalts aufnehmen; darin liegt eine gewisse Gefahr für Vegetarier, weil Vitamin B12 für den Menschen nur dann aufnahmefähig ist, wenn es von tierischen Darmbakterien hergestellt wurde.

Mangelbeschwerden zeigen sich nach einer Vermeidung B12-reicher Lebensmittel allerdings erst langsam, weil in unserer Leber ein relativ großes Polster (bis zu sieben Jahre ausreichend) angelegt ist. Offenbar weiß also unser Organismus um die besondere Wichtigkeit dieses Stoffes.

Wenn Sie ein wenig experimentierfreudig sind, können Sie die Wirkung von Cobalamin recht einfach testen: stellen Sie sich eine Vitamin-B12-Kur aus entsprechend gehaltvollen Lebensmitteln zusammen oder machen Sie eine mehrwöchige Kur mit einem Vitaminpräparat, das reichlich B12 enthält (500-1000 Mikrogramm, von denen ca. 50 aufgenommen werden) bzw. lassen Sie sich vom Arzt das B12 direkt spritzen (so sind höhere Mengen zuführbar als mit Präparaten oder über Lebensmittel). Inzwischen gibt es sogar Lutschtabletten und Zahnpasta, die mit B12 angereichert sind, so dass es über die Mund-schleimhaut aufgenommen werden kann.

Bald werden Sie eine angenehme Ruhe und Gelassenheit verspüren, jedoch nur dann, wenn Sie zuvor einen Mangel hatten. Falls Sie es mit Leber versuchen möchten, braten Sie diese nur leicht an, denn die Hitze zerstört sonst die darin befindlichen Vitamine. Bevor man 1947 Cobalamin erstmals aus Leber herstellen konnte, mussten bestimmte Kranke täglich ein Pfund Leber oder mehr essen, um gesund zu bleiben.

Die Redewendung "die Nerven liegen blank" ist in Anbetracht der Erkenntnisse um Cobalamin übrigens sehr treffend: denn die schützende Hülle der Nervenbahnen löst sich bei fehlender Vitamin-B12-Versorgung nach und nach auf. Zu den typischen Kennzeichen einer Unterversorgung gehören so nicht nur die blinden Flecken beim Sehen sondern auch Zuckungen, nervöses Kratzen und wandernde Schmerzen im ganzen Körper, für die der Arzt keine Ursache finden kann. Gerade bei älteren Menschen treten solche Symptome häufig auf, da die Aufnahmefähigkeit des Darms im Alter nachlässt. Meist fehlt dann auch Folsäure, die ebenfalls ergänzt werden sollte.

Daten zu Vitamin B12 (Cobalamin)

Aufnahme-Empfehlung/Tag: 0,002 - 0,003mg

Körperbestand: Die Leber speichert den Bedarf für 1-7 Jahre.

Therapeutischer Dosierungsbereich: 0,010-60mg

Überdosierung ab: auch über 60mg / Tag keine bekannt.

Bsp. für Vorkommen in vegetarischen Lebensmitteln je 100g: Speisequark (20% Fett) 0,001mg (aus veganen Lebensmitteln nicht verfügbar)

Bsp. für Vorkommen in tierischen Lebensmitteln je 100g: Rinderfilet 0,002mg, Lachs 0,003mg, Tunfisch 0,004mg, Hering 0,008mg, Miesmuschel 0,008mg, Makrele 0,009mg, Bückling 0,010mg, Auster 0,015mg, Rinderniere 0,033mg, Rinderleber 0,065mg.

Verwendung: Aminosäure- und Fettsäure-Metabolismus, Folsäure-Metabolismus, Schutz von Nervenzellen, Zellentwicklung.

Mögliche Mangelerscheinungen: Allgemein- u. Haarzustand, Anämie (zu viele weiße Blutkörperchen, zu wenig Blutplättchen, Blutungsgefahr erhöht), Taubheit und Kribbeln an Händen und Füßen, unsicherer Gang, blinde Flecken beim Sehen, verminderte Sehkraft, rauhe Zunge, Appetitlosigkeit, Gewichtsverlust, Gereiztheit, Aggressivität, Gedächtnisstörungen, Hyperaktivität (z.B. Unfähigkeit, längere Zeit still zu sitzen), Psychosen, Depressionen.

Mögliche Mangelursachen: streng vegane oder vegetarische Ernährung, Magenschleimhautatropie, Fischbandwurminfektion, Medikamenteneinnahme (z.B. Aminosalicylsäure, Biguanide, Carbamazin, Chloramphenicol, Clofibrat, Cycloserin, H2-Blocker, Kaliumchlorid, Methotrexat, Omeprazol, p-Aminosalicylsäure, Pyrimethamin), Störung der Intrinsic-factor-Produktion, Schwangerschaft und Stillzeit, Lebererkrankungen, Erkrankungen des Magen-Darm-Traktes, Erkrankung der Bauchspeicheldrüse, hohes Alter, hoher Alkoholkonsum, Rauchen, Einnahme der „Pille"), Vitamin-B6-Mangel.

Kennzeichen für Überdosierung: keine bekannt – leichte Müdigkeit nach Einnahme ist normal.

Interaktionen: Kaliumchlorid vermindert B12-Resorption.

Eigene Notizen

Vitamin C

Was ein Meerschweinchen nicht weiß.

Vitamin C ist sicher das populärste Vitamin. Trotzdem sind viele seiner Wirkungen wie z.B. seine Fähigkeit, die Eisen- oder Zinkaufnahme zu fördern oder uns am Schlafen zu hindern, kaum bekannt.

Sein wissenschaftlicher Name "Ascorbinsäure" erinnert an die Krankheit "Skorbut", gegen die es zu Zeiten der Seefahrer so auffällig half. So verlor z.B. Vasco da Gama 1498 auf einer Reise fast zwei Drittel seiner Mannschaft durch Skorbut. Erst als man die Notwendigkeit frischer Nahrung erkannte und Zitronen oder Sauerkraut mit an Bord nahm, verschwand auch diese bis dahin geheimnisvolle Krankheit.

Interessant ist die Tatsache, dass neben dem Homo sapiens Schimpansen, Meerschweinchen und Fledermäuse kein Vitamin C im Körper herstellen können und so auf die Zufuhr durch Nahrung angewiesen sind. Hunde, Katzen und Schweine dagegen stellen es selbst her, Katzen angeblich sogar mehrere Gramm täglich.

Die Empfehlung internationaler Ernährungsexperten, fünf Mal am Tag frisches Obst oder Gemüse zu essen ("five a day"), entspringt ebenfalls dem Wissen um den Nutzen regelmäßiger Vitamin-C-Zufuhr. Normalerweise genügen ca. 100mg täglich und es ist nicht schwer, diese über Lebensmittel zu sich zu nehmen. Gehören Sie jedoch zu einer Risikogruppe (Raucher, alte Menschen, Schwangere, Kinder) oder leiden Sie an den typischen Beschwerden, so können Sie sich durch eine noch höhere Vitamin-C-Aufnahme in der Regel etwas Gutes tun. Nur für die Zähne ist Ascorbinsäure weniger gesund, weil es als Säure den Zahnschmelz angreift; daher sollten Vitamin-C-haltige Bonbons nicht regelmäßig gelutscht werden.

Und falls Sie zu den (ca. 30%) Menschen gehören, die durch Vitamin C wach werden, ist es ratsam, ab vier Stunden vor dem Schlafengehen auf Vitamin C und Vitamin-C-haltige Lebensmittel zu verzichten.

Auf dem Hintergrund des immer noch andauernden Streits um die lebensverlängernde Wirkung von Vitamin C macht eine kleine Beobachtung nachdenklich: die beiden Entdecker des Vitamin C, King und Györgyi wurden 94 bzw. 93 Jahre alt, Reichstein, der es erstmals künstlich herstellte, 99 Jahre und Pauling, der jahrelang für eine vorbeugende Einnahme warb, 93 Jahre. Für einen Mann extrem lange lebte der berühmte Dr. Norman Walker: er starb 1984 im Alter von 109 Jahren, nachdem er über 50 Jahre lang eine Vitamin-C-reiche Ernährung mit frischgepressten Säften praktiziert und propagiert hatte.

Daten zu Vitamin C (Ascorbinsäure)

Aufnahme-Empfehlung/Tag: 60-100mg

Körperbestand: je nach Ernährung von ca. 1500mg bis 5000mg.

Therapeutischer Dosierungsbereich: 50-18000mg

Überdosierung ab: nicht bekannt, evtl. Gewöhnungseffekt bei längerer Einnahme großer Mengen.

Bsp. für Vorkommen in veganen Lebensmitteln je 100g: Sauerkraut 10-38mg, Banane 12mg, Mandarine 30mg, Orangensaft 42mg, Zitronensaft 53mg, Erdbeeren 65mg, Brokkoli 115mg, Paprika (roh) 140mg, schwarze Johannisbeeren 189mg, Kiwi 17-295mg (je nach Lagerung u. Reifegrad), Sanddornbeerensaft 111-664mg, Hagebutte 250-2900mg.

Verwendung: Immunsystem, Cholesterinabbau, Entgiftung der Leber, Ausscheidung von Chemikalien und Medikamenten, bei Eisenmangel, Förderung der Eisen- und Zinkaufnahme, Allergien, Arteriosklerose, Diabetes, Geschwüre, Hämorrhoiden, Knochenschmerzen, psychische Störungen, Krebs-Prävention, Schwermetallvergiftungen, Sehstörungen, Wundheilung, Zahnfleischschwund und -bluten.

Mögliche Mangelerscheinungen: (s. auch bei Verwendung) rasche Ermüdung, erhöhte Krankheitsanfälligkeit, schwaches Immunsystem.

Mögliche Mangelursachen: Zufuhrmangel, chronische Erkrankungen, Stress, Medikamente (Aspirin, die "Pille"), hohes Alter, Wachstumsphasen, Rauchen, Schwangerschaft, Stillzeit, Schilddrüsenüberfunktion, nach operativen Eingriffen.

Kennzeichen für Überdosierung: Übelkeit, Blähung des Unterbauches, Durchfall, evtl. Nierensteine (bei Veranlagung).

Interaktionen: fördert Zink- und Eisenaufnahme.

Idealer Einnahmezeitpunkt für Präparate: manchmal bewirkt Vitamin-C-Zufuhr erhöhte Wachheit; daher 3-4 Std. vor dem Schlafen eher meiden. Bei Einschlafschwierigkeiten können z.B. Fruchtsäfte oder bestimmte Essgewohnheiten am Abend der Auslöser sein – auch bei „Schreikindern", die möglicherweise durch das Vitamin C in der Kindernahrung am Einschlafen gehindert werden.

Eigene Notizen

Vitamin D

Das Vitamin aus dem Weltraum.

Dem Entdecker der Vitamine A und B, dem Arzt Elmer McCollum, war noch ein dritter Erfolg vergönnt: 1922 ergaben seine Versuche mit Ratten, dass er durch eine Mangelernährung bei ihnen Rachitis auslösen und sie durch Lebertran wieder gesund machen konnte. Als heilender Inhaltsstoff wurde Calciferol identifiziert und mit "Vitamin D" benannt. Erst später merkte man, dass es genau genommen gar kein richtiges Vitamin war, da es beim Menschen auch in der Haut produziert wird. Dazu benötigen wir jedoch die UVB-Strahlung der Sonne, was auch erklärt, weshalb im Winter der Vitamin D-Spiegel im Blut so drastisch absinkt (und es uns dann magisch in Richtung Süden zieht, wo der Einfallswinkel der Sonnenstrahlung noch geeignet ist, um die Haut zur Vitaminproduktion anzuregen). Sind Menschen etwa durch einen längeren Aufenthalt in Pflegeheimen, Büroräumen oder Gefängniszellen vom Sonnenlicht abgeschnitten, ist eine Zufuhr über die Nahrung unabdingbar, ebenso zwischen November und April auf der Nordhalbkugel.

Ohne Vitamin D kann der Knochenbaustoff Calcium kaum in den Körper aufgenommen werden, was zumindest für Knochen und Zähne sehr unangenehm ist. Dass ein Vitamin D-Mangel auch mit Ohrenleiden (auch Gleichgewichtsstörungen oder Überempfindlichkeit gegenüber Geräuschen) in Verbindung gebracht werden kann, lässt sich aus Erfahrungsberichten ableiten, die über eine Besserung nach Vitamin-D-Einnahme berichten. Nach einer Studie von 1995 (N. H. Bell) sank die Anzahl gebrochener Hüften bei einer Gruppe Senioren um 43%, nachdem sie regelmäßig Vitamin D und Calcium einnahmen. Nicht zufällig leiden gerade im Winter besonders viele Menschen an Rückenproblemen. In den USA wird seit längerem Milch mit Vitamin D angereichert, um Mangelkrankheiten vorzubeugen. Gelegentlich wird auch Kleinkindern gegeben, wenn diese im Winter zahnen.

Neben der Beteiligung am Knochenaufbau spielt Calciferol noch eine wichtige Rolle in unserem Immunsystem, weil es bei Infektionen die weißen Blutkörperchen aktiviert. Im Winter (bei niedrigen Vitamin-D-Spiegeln) versagt dieser Mechanismus häufig und erleichtert den Erregern das Springen von einem Opfer zum nächsten.

Und nicht zuletzt ist die Erkenntnis bedeutend, dass in Ländern mit ausreichender Vitamin-D-Produktion (also je näher am Äquator, desto besser) so gut wie keine Multiple-Sklerose-Erkrankungen auftauchen, was für eine Schutzfunktion des Vitamin D und für eine vorsorgende Einnahme spricht.

Daten zu Vitamin D (Calciferol)

Aufnahme-Empfehlung/Tag: 0,005-0,010mg = 400-800 i. E.

Therapeutischer Dosierungsbereich: 0,010-0,020mg

Überdosierung ab: 0,020mg (Vorsicht bei Lebertran plus Präparate!)

Bsp. für Vorkommen in veganen Lebensmitteln je 100g: Pfifferlinge / Champignons 0,002mg, Steinpilz 0,003mg.

Bsp. für Vorkommen in tierischen Lebensmitteln je 100g: Butter 0,001mg, Rinderleber 0,002mg, Makrele 0,004mg, Tintenfisch 0,005mg, Kaviar 0,006mg, Auster / Sardine 0,008mg, Forelle 0,010mg, Lachs 0,016mg, Bückling / Hering bis 0,030mg, geräucherter Aal bis 0,090mg, Eigelb bis 0,113mg, Lebertran 0,210mg.

Verwendung: Knochenaufbau (beeinflusst die Aufnahme von Calcium und Phosphor), Immunsystem, Linderung von Schuppenflechte.

Mögliche Mangelerscheinungen: Rachitis (Knochenerweichung, Verformung von Beinen, Brustkorb, Wirbelsäule, Kopfknochen), verlangsamte Zahnentwicklung, schlechte Zahnqualität (dünner, unregelmäßiger Zahnschmelz), gestörte Entwicklung beim Kind (kriecht und läuft spät), Reizbarkeit, Ruhelosigkeit, verspäteter Ausfall des Milchgebisses, Neigung zu Zahnschäden, Knochenschmerzen, Gehörverlust, Ohrensausen, Muskelschwäche an Hüften und Becken (Schwierigkeiten beim Treppensteigen u. Aufstehen, unsteter Gang).

Mögliche Mangelursachen: Vegetarische Ernährung (auch bei Kleinkindern), Frühgeburt, Schwangerschaft, hohes Alter, ausschließliche Ernährung durch Muttermilch über 6 Monate hinaus, zu wenig UV-Bestrahlung ("Stubenhocker", ständige Verwendung von Sonnenschutzmitteln ab SF 8), Leberentzündung, Alkohol, Nierenschäden.

Kennzeichen für Überdosierung: Appetitlosigkeit, vermehrte Harnausscheidung, Calciumablagerungen.

Interaktionen: fördert die Resorption von Calcium.

Idealer Einnahmezeitpunkt für Präparate: zwischen November und April ist (auf der Nordhalbkugel) eine zusätzliche Aufnahme empfehlenswert, wenn man zu den Risikogruppen (Osteoporose-Kranke, Kinder und Jugendliche, Schwangere) gehört bzw. wenig von den oben genannten Lebensmitteln verzehrt.

Eigene Notizen

Vitamin E

Vitaminschub für jedes Alter.

Der Ausdruck "Radikalenfänger" klingt im ersten Moment nach einer Spezialpolizei gegen Krawallmacher; damit liegt man nicht ganz falsch, denn tatsächlich fügen die "freien Radikalen", die hier eingefangen werden sollen, friedliebenden Zellen enormen Schaden zu. Grob gesagt bringen Sie unsere Zellen zum Rosten, was wiederum von anderen Stoffen, z.B. vom Vitamin E, verhindert wird.

Sind jedoch die freien Radikalen in der Überzahl, gelingt es den Vitamin-E-Molekülen nicht mehr, alle festzunehmen und unschädlich zu machen (z.B., indem sie diese an Vitamin-C-Moleküle zwecks Abtransport übergeben). Es scheint so, als sei in unseren 250.000 Kilometer Blutbahnen ein ständiger Kleinkrieg im Gange.

Ein Kennzeichen für einen zu geringen Bestand an aktivem Vitamin E sind unschöne braune Altersflecken auf den Händen. Laut dem deutschen Anti-Aging-Spezialisten Dr. Strunz lassen Sie sich durch direktes Beträufeln mit Vitamin E (aus einer Tablette mit flüssigem Gel) wieder reduzieren. Auch Entzündungen wie Rheuma oder Arthrose, Kraftlosigkeit, Unfruchtbarkeit und Herzbeschwerden können durch eine geringe Vitamin E-Zufuhr begünstigt werden.

Gönnen Sie sich regelmäßig Weizenkeimöl zum Salat oder eine Portion Vitamin E aus dem reichhaltigen Angebot der Apotheken oder Drogeriemärkten. Aber Achtung: natürliches Vitamin E hat eine wesentlich höhere Wirkungsquote als chemisch hergestellte Präparate. Ein Vergleich bzw. Beratung lohnt sich hier unbedingt. Möchten Sie gezielt gegen bestimmte Beschwerden vorgehen, empfiehlt sich ein Gespräch mit dem Arzt über die angemessene Menge; z.T. werden sehr große Mengen empfohlen, bei denen eine Interaktion mit Medikamenten oder eine Überdosierung nicht ausgeschlossen ist.

Vermutlich freut sich ihr Körper und Gaumen aber mehr über die Versorgung in Form von Mandeln oder anderen natürlichen Lebensmitteln als über eine bunte Pille, auch wenn es hin und wieder nicht ohne solche 'Krücken' geht.

Daten zu Vitamin E (Tocopherol)

Aufnahme-Empfehlung/Tag: 8-12mg (= 8-12 i.E. d-alpha-Tocopherol)

Körperbestand: unterschiedliche Speichermenge.

Therapeutischer Dosierungsbereich: 100-1000mg

Überdosierung ab: ca. 3000mg / Tag

Bsp. für Vorkommen in veganen Lebensmitteln je 100g: Wirsing 2,5mg, Kerbel 2,9mg, Paprika rot 2,9mg, Pistazie 5,2mg, Walnuss 6,2mg, Erdnuss 9,1mg, Olivenöl 13mg, Sonnenblumensamen 21mg, Mandel 25mg, Haselnuss 25mg, Traubenkernöl 32mg, Weizenkeimöl 174mg.

Bsp. für Vorkommen in tierischen Lebensmitteln je 100g: Butter 2mg, Eigelb 2mg.

Verwendung: zusammen mit Ubichinon (Coenzym Q10), schwefelhaltigen Aminosäuren und Selen als Zellschutz (Antioxidanz), Vermeidung von Schwangerschaftsstreifen.

Mögliche Mangelerscheinungen: Geschlechtsorgane (Schrumpfung und Schwächung), Unfruchtbarkeit, Zerfall von Herzmuskelzellen, Muskelschwäche, Nervensystem, Blutarmut, erhöhte Anfälligkeit für Krebs, Infektionen, Arteriosklerose, Rheuma, grauer Star u.a.

Mögliche Mangelursachen: einseitige Ernährung (mit industriell hergestellten Lebensmitteln), Umweltverschmutzung, Störungen der Fettverdauung und -resorption (Funktionsstörung der Bauchspeicheldrüse und der Gallenblase), Verzehr großer Mengen mehrfach ungesättigter Fettsäuren (Distelöl, Maisöl, Sonnenblumenöl u.a.), Vitamin-C-Mangel, Rauchen, Alkoholmissbrauch.

Kennzeichen für Überdosierung: evtl. erhöhte Blutungsneigung.

Interaktionen: erhöhter Bedarf durch hohe Zufuhr von mehrfach ungesättigten Fettsäuren (Distelöl, Maisöl, Sonnenblumenöl u.a.), Selenmangel, Zinkmangel.

Idealer Einnahmezeitpunkt für Präparate: während einer Mahlzeit.

Eigene Notizen

Vitamin K

Kraftstoff aus Kraut und Kohl.

In den ersten Tagen nach der Geburt ist der Darm eines Babys so gut wie keimfrei – erst nach und nach besiedeln Bakterien aller Art seine Wände, darunter auch eine Familie, die das lebenswichtige Vitamin K herstellen kann. Bis es soweit ist, droht bei Vitamin-K-armer Muttermilch ein entsprechender Mangel, was zu Blutungen und sogar zum Tod führen kann. Also sorgt man vor und gibt dem Neuankömmling die erste Vitaminspritze seines Lebens.

Nehmen wir als Erwachsene starke Antibiotika-Präparate ein, ist das Ergebnis vergleichbar: fast sämtliche Bakterien, nützliche und schädliche werden abgetötet; wenn wir Pech haben, finden sich manche davon nie wieder ein. Falls darunter die Produzenten von Biotin oder Vitamin K sind, haben wir ein Problem. Zum Glück lässt sich die Darmbevölkerung ("Darmflora") durch spezielle Präparate wieder weitgehend regenerieren.

Bei andauerndem Mangel kann es zu inneren Blutungen kommen, während einer Schwangerschaft auch zu Erbrechen oder es bildet sich kein Osteocalcin mehr, das die Stützstruktur (das Skelett im Skelett) im Knochen aufbaut und dem Calcium Halt gibt: Osteoporose droht.

Unser Organismus geht übrigens sehr sparsam mit seinem Vitamin K-Bestand um, der verbrauchte Stoff wird in der Leber recycelt, sofern diese gesund ist. Ist sie es nicht, lauert auch hier ein Mangelrisiko. Zusätzliches Vitamin K in größeren Mengen sollten Sie aber nur nach Absprache mit Ihrem Arzt einnehmen. Im Zusammenspiel mit Medikamenten kann es sonst zu unnötigen Komplikationen kommen.

Häufig äußern Ärzte und Ernährungswissenschaftler grundsätzliche Bedenken gegenüber Mineralstoffen und Vitaminen: seit ihrer Entdeckung sind die Wirkungen umstritten, die Therapieform erscheint im Vergleich zu einfach oder zu preiswert (und ist selten verschreibungsfähig). Jedoch kennen Apotheker meist diejenigen Ärzte oder Heilpraktiker, bei denen Sie Offenheit und kompetente Auskünfte in Zweifelsfragen erwarten können.

Daten zu Vitamin K

Aufnahme-Empfehlung/Tag: 0,065-0,080mg

Körperbestand: bis zu 100mg.

Therapeutischer Dosierungsbereich: 0,030-0,100mg; bei Erbrechen in der Schwangerschaft nach Rücksprache mit dem Arzt auch mehr.

Bsp. für Vorkommen in veganen Lebensmitteln je 100g: frische Erbsen 0,020mg, Mais 0,040mg, Spargel 0,040mg, Hafer 0,050mg, Kartoffel 0,050mg, Karotte 0,080mg, Hagebutte 0,090mg, Sellerieknolle 0,100mg, Brokkoli 0,130mg, Sojabohne 0,190mg, Kopfsalat 0,200mg, Rosenkohl 0,250mg, Weißkohl bis 0,250mg, Blumenkohl 0,300mg, Spinat 0,350mg, Schnittlauch 0,570mg, Petersilie 0,790mg, Rotkohl 0,010-3,000mg, Sauerkraut 0,010-3,000mg.

Bsp. für Vorkommen in tierischen Lebensmitteln je 100g: Honig 0,025mg, Speisequark 0,025mg, Rinderleber 0,045mg, Ei 0,045mg, Butter 0,060mg.

Verwendung: Knochenaufbau, therapeutisch auch zur Blutverdünnung (Thrombose- und Herzinfarktvorbeugung) bzw. Blutgerinnung; Vitamin K ist an der Produktion mehrerer Bluteiweiße beteiligt – einige davon fördern, andere verlangsamen die Gerinnung; es ist also für die Aufrechterhaltung des Gleichgewichts zwischen beiden Möglichkeiten mit verantwortlich.

Mögliche Mangelerscheinungen: verlängerte Blutgerinnungszeit, Blutungen in verschiedenen Geweben und Organen, häufiges Nasenbluten ohne Anlass, schmerzhafte Menstruation, bei Säuglingen: Hirnblutungen.

Mögliche Mangelursachen: Gallenerkrankungen, Leberfunktionsstörungen, Blutverlust nach operativen Eingriffen, Alkoholismus, div. Medikamente (z.B. Breitspektrum-Antibiotika), welche die Darmflora schädigen, Morbus Crohn, Colitis, Sprue.

Kennzeichen für Überdosierung: Hämolyse (Auflösung der roten Blutkörperchen), Erbrechen, Thrombose.

Eigene Notizen

Zink

Stoppt Schnupfennase und Pickelplage.

Vermutlich ist zu keinem anderen Mineralstoff in den letzten Jahrzehnten soviel geschrieben und geforscht worden wie zum Thema Zink. Nachdem David Keilin 1939 anhand eines zinkhaltigen Enzyms die Lebensnotwendigkeit einer weiteren Stoffgruppe (nach den Aminosäuren und Vitaminen) belegt hatte, interessierten sich Forscher aus aller Welt für das Thema Mineralstoffe.

So ist es erstaunlich, dass in der Allgemeinheit und unter Medizinern immer noch weitgehende Unkenntnis, zu Mineralstoffen im allgemeinen und zu Zink im speziellen, herrscht. Zumindest hat sich herumgesprochen, dass es bei Erkältungen und Pubertätsakne nicht schaden kann, etwas Zink einzunehmen und dass Vegetarier besonders häufig unter Mangelerscheinungen leiden.

Ein Grund für die zögerliche Verbreitung der neuen Erkenntnisse ist sicher auch, dass sich eine Unterversorgung mit Zink auf so vielfältige Weise zeigen kann – die Liste der möglichen Mangelerscheinungen ist ebenso lang wie die der Berichte, wogegen es angeblich geholfen hat. Genau hier liegt auch eine Chance für den Einsatz dieser natürlichen Stoffe, nicht nur des Zinks: generell kann bei sehr vielen Beschwerden auch an Mineralstoffe und Vitamine als Möglichkeit gedacht werden. Absolute Sicherheit, ein wissenschaftlich durch Versuchsreihen abgesicherter Ursache-Wirkungs-Zusammenhang steht jedoch häufig noch aus, so dass sich TV-Werbung zumeist verbietet (außer in Bangladesh, wo ein von der Bill-Gates-Stiftung unterstützte Hilfsorganisation durch eine landesweite Zink-Kampagne die Säuglingssterblichkeit in Folge von Durchfallerkrankungen deutlich senken konnte).

Es geht hier um eine lösungsorientierte, auf Chancen setzende Anwendung, die auch einmal einen Misserfolg in Kauf nimmt. Dr. H. P. Bertram aus Münster schreibt dazu treffend: "Wenn Zink hilft, war es ein Zinkmangel." Der Erfolg einer Zinktherapie oder Zinkkur ist der geeignetste Indikator für einen Bedarf bzw. eine Wirkung – über eine Blutuntersuchung lässt sich ein Mangel nur in fortgeschrittenen Stadium feststellen. Sicher scheint, dass ein Großteil der Deutschen unter einem leichten bis mittleren Zinkmangel leidet, ohne die daraus folgenden Beschwerden der richtigen Ursache zuzuordnen.

Wenn Sie eine Einschätzung Ihres persönlichen Zinkmangelrisiko erhalten möchten, empfiehlt es sich, im Internet einen kostenlosen Ankreuztest zu machen. Sie finden ihn unter www.zinktest.de

Bild 1: Patient mit Zinkmangel nach (versehentlich) mehrwöchiger zinkarmer Ernährung (1,5 mg/Tag statt 15 mg/Tag).

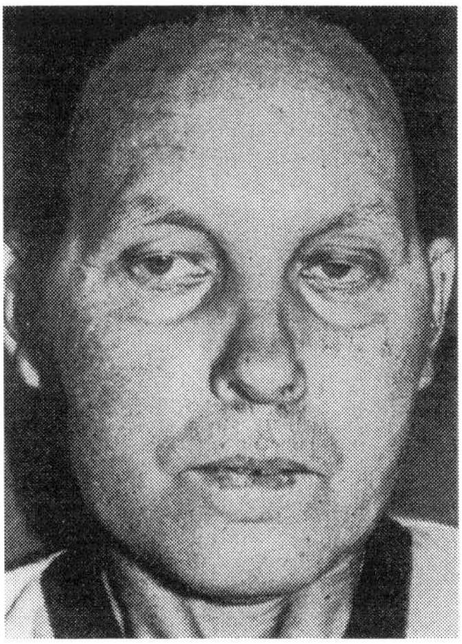

Bild 2: Derselbe Patient, nachdem er wieder ausreichend Zink zugeführt bekam.

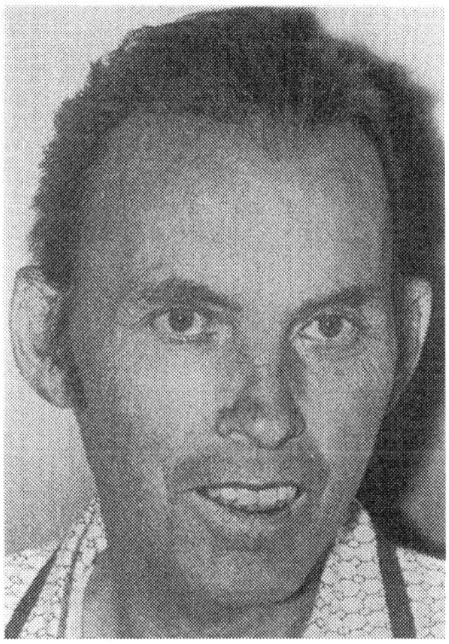

Fotos mit freundlicher Genehmigung von Prof. Seeling, Ulm.

Mehr Infos zu Zink auch unter www.wernerwinkler.de/zink-info.htm oder im Buch „Was Sie über Zink und Zinkmangel wissen sollten".

Daten zu Zink

Aufnahme-Empfehlung/Tag: 8-15mg, Schwangere 25mg

Körperbestand: 2000-3000mg (soviel wie ein kleines Geldstück wiegt; dabei ist Zink in jeder Zelle des gesunden Körpers vorhanden!)

Therapeutischer Dosierungsbereich: 6-100mg

Überdosierung: ab 300-500mg bzw. 50mg Dauereinnahme

Bsp. für Vorkommen in veganen Lebensmitteln je 100g: Mandeln 2mg, Mais 2,5mg, Erdnüsse 3,3mg, Kakao 4mg, Cashewkerne 4,8mg, Sonnenblumenkerne 5mg, Pinienkerne 14mg.

Bsp. für Vorkommen in tierischen Lebensmitteln je 100g: Rinderfilet 3,5mg, Rinderleber 5,1mg, Austern bis 150mg.

Verwendung: Immunsystem, beteiligt an über 200 Enzymen, Hormontransport, Gedächtnis, Haut- und Haaraufbau, Fruchtbarkeit, Augenleistung (Bildschirm!).

Mögliche Mangelerscheinungen: Schlafstörungen, nachlassendes Namensgedächtnis, Depressionen, Angstzustände, Wochenbettdepressionen, Akne, Gereiztheit, Suizidgedanken, Hautprobleme, Allergien, Asthma, schwaches Immunsystem, Erkältungsneigung, starker Haarausfall, Geruchs- und Geschmacksstörungen, schlecht heilende Wunden, Heißhunger auf zinkreiche Lebensmittel (Schokolade, Marzipan), sexuelle Lustlosigkeit, Sehstörungen, Konzentrationsschwäche, Fieberbläschen, schlechte Handschrift, weiße Flecken / Furchen in den Fingernägeln.

Mögliche Mangelursachen: (häufig!) rindfleischarme Ernährung, Schwangerschaft, Krebserkrankungen, Alkohol- und Drogenkonsum, Operationen mit Narkose, Essstörungen, Chemotherapie, starker Stress, Fastenkuren, Diäten, Unterernährung, Cortison-Einnahme, schweißtreibender Sport, Saunagänge, Bildschirmarbeitsplatz, hohe Magnesium-, Calcium- Kupfer- oder Eisenaufnahme.

Kennzeichen für Überdosierung: Übererregtheit, Gedankenrasen, Übelkeit, Erbrechen.

Interaktionen: Aufnahme wird gefördert durch Vitamin C und B-Vitamine; blockiert durch Kupfer, Eisen, Magnesium, Calcium (in Milchprodukten), Phytate (z.B. im Müsli).

Idealer Einnahmezeitpunkt für Präparate: in zeitlichem Abstand von Kupfer, Eisen, Magnesium, Calcium. In Tablettenform oder bei Verwendung von Brausetabletten eine Stunde vor der nächsten und drei Stunden nach der nächsten Mahlzeit.

Lutschtabletten können zu jedem Zeitpunkt verwendet werden, da hier die Aufnahme über die Mundschleimhaut erfolgt. In Fällen von schwerem Zinkmangel gibt es auch die Möglichkeit, es über die Blutbahn zuzuführen (durch den Arzt).

IV. Anhang

Tabelle 4: Mögliche Überdosierungsfolgen

Vergiftungserscheinungen treten in Folge von Ernährungsgewohnheiten eher selten auf. Sie können aber durchaus im Zusammenhang mit der Eigenbehandlung (durch Nährstoffe) auftreten, z.B. wenn die Dosierungsempfehlungen auf den Packungen nicht beachtet werden. Viel häufiger sind jedoch Beschwerden durch ein 'zu viel' an Alkohol, Kaffee, Nikotin, Kuhmilch, Weißmehl(produkte) oder Zucker.

Apathie:	evtl. zu viel Mangan
Appetitmangel:	evtl. zu viel Lithium, Vitamin D
Atemfrequenz gesteigert:	evtl. zu viel Molybdän
Autismus:	evtl. zu viel Kupfer
Bauchkrämpfe:	evtl. zu viel Eisen
Benommenheit:	evtl. zu viel Natrium, Lithium
Blähung des Unterbauches:	evtl. zu viel Vitamin C
Blick verschleiert:	evtl. zu viel Vitamin A
Blutdruck erhöht:	evtl. zu viel Natrium
Blutungsneigung erhöht:	evtl. zu viel Vitamin E
Calciumablagerungen:	evtl. zu viel Vitamin D
Depressionen:	evtl. zu viel Kupfer
Durchfall:	evtl. zu viel Lithium, Jod, Selen, Vitamin C
Durst stark:	evtl. zu viel Lithium
Entzündungen:	evtl. zu viel Kupfer
Epilepsie:	evtl. zu viel Kupfer
Erbrechen:	evtl. zu viel Magnesium, Natrium, Lithium, Zink, Selen, Vitamin A, Vitamin K
Erregbarkeit gesteigert:	evtl. zu viel Molybdän
Fehlempfindungen:	evtl. zu viel Kalium
Fieber, hohes:	evtl. zu viel Mangan
Fingernägel-Verlust:	evtl. zu viel Selen
Gangstörungen:	evtl. zu viel Vitamin B6
Gangunsicherheit:	evtl. zu viel Mangan
Gedächtnisleistung mangelnd:	evtl. zu viel Lithium
Gedankenrasen:	evtl. zu viel Zink
Gefäßerweiterungen:	evtl. zu viel Niacin
Gelenkschmerzen:	evtl. zu viel Molybdän
Gewichtsverlust:	evtl. zu viel Jod, Selen
Gewichtszunahme:	evtl. zu viel Lithium

Gicht:	evtl. zu viel Molybdän
Haarausfall:	evtl. zu viel Jod, Selen, Vitamin A
Halluzinationen:	evtl. zu viel Kalium
Handschrift klein, zittrig:	evtl. zu viel Mangan
Harnausscheidung vermehrt:	evtl. zu viel Vitamin D
Hautdurchblutung, gesteigerte (Hautrötung, Hitzegefühl):	evtl. zu viel Niacin
Hautreaktionen:	evtl. zu viel Vitamin B1
Hautrötungen, Hautschwellungen:	evtl. zu viel Selen
Haut- u. Schleimhaut-austrocknung:	evtl. zu viel Natrium
Herzjagen, Herzrasen:	evtl. zu viel Molybdän, Vitamin B1
Herztätigkeit langsam:	evtl. zu viel Magnesium
Herzversagen:	evtl. zu viel Natrium
Hyperaktivität bei Kindern:	evtl. zu viel Phosphor, Kupfer
Knochenentkalkung:	evtl. zu viel Vitamin D
Kopfschmerzen:	evtl. zu viel Vitamin B1
Leberschaden:	evtl. zu viel Molybdän
Leberstörungen:	evtl. zu viel Kupfer
Lebervergrößerung:	evtl. zu viel Vitamin A
Lungenentzündung:	evtl. zu viel Mangan
Magenbeschwerden:	evtl. zu viel Vitamin B1
Magen-Darm-Störungen:	evtl. zu viel Mangan, Folsäure
Migräne:	evtl. zu viel Kupfer
Müdigkeit:	evtl. zu viel Kupfer, Mangan, Vitamin B12
Mundgeruch knoblauchartig:	evtl. zu viel Selen
Muskelkrämpfe:	evtl. zu viel Phosphor
Muskelspannung, gesteigerte:	evtl. zu viel Magnesium
Muskelstarre:	evtl. zu viel Mangan
Nachtblindheit:	evtl. zu viel Molybdän
Nebenschilddrüse, Unterfunktion:	evtl. zu viel Phosphor
Nervosität:	evtl. zu viel Kupfer
Neurologische Störungen:	evtl. zu viel Mangan, Selen
Nierenschwäche:	evtl. zu viel Phosphor
Ohrensausen:	evtl. zu viel Kalium
Parkinson-Syndrom:	evtl. zu viel Mangan
Psychische Störungen:	evtl. zu viel Mangan, Folsäure
Puls, erhöhter:	evtl. zu viel Jod
Reflexstörungen:	evtl. zu viel Vitamin B6
Reizbarkeit:	evtl. zu viel Vitamin A

Schizophrenie:	evtl. zu viel Kupfer
Schläfrigkeit, starke:	evtl. zu viel Natrium
Schlafstörungen:	evtl. zu viel Jod, Folsäure
Schockzustände:	evtl. zu viel Eisen
Schweißausbrüche:	evtl. zu viel Vitamin B1
Schwindel:	evtl. zu viel Natrium, Vitamin A
Schweißabsonderung vermehrt:	evtl. zu viel Jod
Skelettfluorose:	evtl. zu viel Fluor
Sprachstörungen:	evtl. zu viel Mangan
Starrkrampf bei Kleinkindern:	evtl. zu viel Phosphor (Ernährung mit Kuhmilch statt mit Muttermilch)
Störung der Herzaktion:	evtl. zu viel Kalium
Störungen der Muskel- und Nierenfunktion:	evtl. zu viel Fluorid
Tast- und Temperaturempfinden-Beeinträchtigung:	evtl. zu viel Vitamin B6
Thrombose:	evtl. zu viel Vitamin K
Übelkeit:	evtl. zu viel Zink
Übererregbarkeit der Muskulatur:	evtl. zu viel Natrium
Übererregtheit:	evtl. zu viel Zink
Unruhe:	evtl. zu viel Natrium, Jod
Verwirrtheit:	evtl. zu viel Kalium
Zahnschmelzfluorose:	evtl. zu viel Fluorid
Zinkmangelsyndrom:	evtl. zu viel Kupfer
Zwangslachen, Zwangsweinen:	evtl. zu viel Mangan

Erläuterungen zu verwendeten Fachbegriffen

Aminosäuren
Neben Vitaminen und Mineralstoffen die dritte Gruppe lebenswichtiger Stoffe, die dem Körper von außen zugeführt werden müssen.

Aufnahme-Empfehlungen – therapeutischer Dosierungsbereich:
Die Angaben beziehen sich in der Regel auf gesunde Erwachsene. Sie schwanken jedoch je nach Quelle und Jahr der Veröffentlichung. Nach Aufnahme-Empfehlungen für Kinder und Jugendliche fragen Sie bitte Ihren Arzt, Heilpraktiker, Ernährungsberater oder Apotheker und lesen Sie die Packungsbeilage der jeweiligen Präparate. Außerdem veröffentlicht die Deutsche Gesellschaft für Ernährung (DGE) entsprechende Tabellen (www.dge.de).

Enzyme
Verbindungen im Körper, die fest umrissene Aufgaben wahrnehmen und für ihre optimale Funktion häufig auf Mineralstoffe angewiesen sind (z.B. auf Zink oder Magnesium).

Homöopathische Mittel/Schüssler-Salze – Namensgleichheit:
Mittel aus der Homöopathie oder Schüssler-Salze, welche die Namen von Mineralstoffen verwenden (z.B. *calcium carbonicum*), enthalten nur sehr niedrige oder gar keine messbaren Mengen dieser Mineralien. Die Wirkungsweise dieser Therapieformen lässt sich nicht mit der von 'echten' Mineralstoffen vergleichen und sollte nicht mit dieser verwechselt werden. Aus Sicht des Autors disqualifiziert sich ein jeder, der vorgibt, Mangelzustände (z.B. von Zink) mit diesen Mitteln (z.B. mit *zincum valerianicum*) beheben zu können, als ernstzunehmender Fachmann. Inzwischen müsste allgemein bekannt sein, dass es sich hier um eine (durchaus wirksame) Scheinbehandlung mit Placebo-Effekten oder/und um Psychotherapie unter falschem Namen handelt und nicht um eine Behandlung im üblichen Sinn.

Immunsystem
Das Zusammenspiel aller Funktionen, die den Organismus vor schädlichen Einflüssen von außen (v.a. Viren, Bakterien, entartete Zellen) schützen. Aus der Erfahrung zeigt sich, dass es eine enge Verbindung von psychischer Stabilität und Immunfunktion gibt, weshalb die Schwäche auf einer Seite häufig auch die jeweils andere angreift bzw. die Stärkung beide Systeme bessert.

Interaktionen
Gegenseitige Beeinflussung von Mineralstoffen und Vitaminen – z.B. fördert Vitamin C die Aufnahme von Eisen aus der Nahrung.

Insulin
Körpereigener Stoff zur Regulation des Blutzuckers.

Mögliche Mangelerscheinungen/Mangelursachen:
Hierbei handelt es sich nicht um Aussagen, die mit medizinischen Diagnosen gleichgestellt werden dürfen, sondern um Hinweise auf die mögliche Wirksamkeit als 'Universalschlüssel' im lösungsorientierten Ansatz. Da es zu fast allen Symptomen mehrere mögliche Mangelursachen gibt, empfiehlt es sich, mit Hilfe der hier vorgestellten Methodik die aussichtsreichsten Stoffe ausfindig zu machen und deren Wirksamkeit auszutesten. Mangelerscheinungen können sowohl leichter als auch krankheitsrelevanter Natur sein. Sie sind selten eindeutige Hinweise auf einen einzelnen Mangel.

Stress
Sammelbegriff für die Differenz zwischen Leistungsanforderung und Leistungsfähigkeit eines Individuums hinsichtlich körperlicher und mentaler Kräfte oder der Abwehrkraft des Immunsystems.

Vitamine
Seit Anfang des 20. Jahrhunderts Bezeichnung für eine Gruppe von lebenswichtigen Stoffen, die zumeist mit der Nahrung zugeführt werden müssen; in Ausnahmefällen (z.B. Biotin, Vitamin D, Vitamin K) können sie auch vom Körper selbst hergestellt werden. Alle hier aufgeführten Vitamine (und Mineralstoffe) sind natürlich vorkommende Nährstoffe und daher nicht mit künstlich hergestellten Medikamenten zu vergleichen; dies gilt auch für solche Vitamine, die in chemischen Betrieben 'künstlich' hergestellt werden – auch diese kann unser Körper problemlos verarbeiten.

Vorkommen in Lebensmitteln je 100g:
Unter diesem Stichwort stehen Lebensmittel, die besonders reichhaltig am jeweiligen Nährstoff sind. Mehr dazu finden Sie in der Fachliteratur, z.B. in "Souci-Fachmann-Kraut: Lebensmitteltabelle für die Praxis" (s. Literaturliste im Anhang). Die Mengen der Inhaltsstoffe schwanken zum Teil erheblich je nach der Bodenbeschaffenheit, der Düngungsart oder der Verarbeitung (z.B. durch Kochen, Waschen oder lange Lager- bzw. Transportzeiten).

Literatur

Anke, Manfred et al.: Mengen-, Spuren- und Ultraspurenelemente in der Nahrungskette, Nova Acta Leopoldina NF 79, Nr. 309, 157-190
- Macro and Trace Elements, 21. Workshop 2002, Verlag H. Schubert (2002)
- Mengen- und Spurenelemente: 19. Arbeitstagung der Friedrich-Schiller-Universität Jena, der Universität Leipzig, Verlag H. Schubert (1999)

Bamberger, Günter G.: Lösungsorientierte Beratung, Beltz / Psychologische Verlags Union (1999)

Bruker, M.O.: Allergien müssen nicht sein, emu-Verlag (1989)

Burgerstein: Burgersteins Handbuch Nährstoffe, Haug (2000)

de Shazer, Steve: Wege der erfolgreichen Kurztherapie, Klett (1989)

Elmadfa / Fritzsche / Cremer: Die große GU Vitamin- und Nährstoff-Tabelle, Gräfe und Unzer (1985)

Gaschler, Ernst Ewald Roland: Zinkmangeldermatosen in der Klinik – Dissertationsarbeit an der Med. Fakultät der Eberhard-Karls-Universität Tübingen (1993)

Graham / Odent: Zinkmangel, Hippokrates (1986)

Grimm / Zittlau: Vitaminschock, Droemer (2002)

Henrichs, Dieter: Handbuch Nähr- und Vitalstoffe, Constantia (1998)

Holtmeier / Kruse-Jarres (Hrsg.): Zink – Biochemie, Physiologie, Pathophysiologie und Klinik des Zinkstoffwechsels des Menschen, Wissenschaftliche Verlagsgesellschaft, Stuttgart (1991)

Jopp, Andreas: Risikofaktor Vitaminmangel, Haug (2002)

Meyer, Ernst-Albert: Mineralstoff- und Vitaminpräparate, Gräfe und Unzer (2001)

Paturi, Felix R.: Harenberg Schlüsseldaten Entdeckungen und Erfindungen, Harenberg (1998)

Pfeiffer, Carl C.: Nährstoff-Therapie bei psychischen Störungen, Haug (1970/1986)

Pschyrembel: Klinisches Wörterbuch, de Gruyter (1994)

Pschyrembel: Wörterbuch Naturheilkunde, de Gruyter (1996)

Scholz, Heinz: Mineralstoffe + Spurenelemente, Trias (1996)

Souci-Fachmann-Kraut: Die Zusammensetzung der Lebensmittel, Wissenschaftliche Verlagsgesellschaft Stuttgart (2000)

Souci-Fachmann-Kraut, der kleine: Wissenschaftliche Verlagsgesellschaft Stuttgart (1991)

Strunz, Ulrich: Forever young, Gräfe und Unzer (2000)

Ursell, Amanda: Vitamine & Mineralstoffe, Dorling Kindersley (2001)

Volkmann, Peter-Hansen: Orthomolekulare Therapie, VBN (1999)

Wagner, Hans: Natürlich heilen mit Zink, Südwest (1999)

Watzlawick, Weakland, Fisch: Lösungen, Huber (1974)

Winkler, Werner:
- Das kleine 1x1 der Mineralstoffe und Vitamine für die Hausapotheke (2000)
- 99 Lösungswerkzeuge – Praxis der Problemlösung (2003)
- Die kleine Gesundheitsinventur (2006)
- Was Sie über Zink und Zinkmangel wissen sollten (2016)

Über den Autor

Geboren 1964 in Stuttgart, Ausbildung zum Werbetechniker, arbeitete mehrere Jahre als selbstständiger Papierwaren- und Buchhändler.

Nach einer ehrenamtlichen Tätigkeit im psychosozialen Dienst (als Begleiter Suizidgefährdeter) Weiterbildungen zum Psychologischen Berater an der Dt. Paracelsus Schule Stuttgart und bei Steve de Shazer, Milwaukee, dem Begründer der Lösungsorientierten Kurztherapie.

In seiner Beratungspraxis wurde er 1996 durch Klienten auf die psychisch-mentalen Wirkungen von Vitaminen und Mineralstoffen, insbesondere von Zink, aufmerksam und beschäftigt sich seitdem intensiv mit diesem Themenfeld. Anfang 2000 veröffentlichte er den gemeinsam mit der Hautärztin Dr. med. Monika Schwarz entworfenen "Zinkmangelrisiko-Test" (kostenlos im Internet unter www.zinktest.de).

Werner Winkler unterrichtete lange an verschiedenen Studienorten der Deutschen Paracelsus Schulen (Saarbrücken, Stuttgart, Ulm, Heilbronn, Tübingen) mit Schwerpunkt 'Lösungsorientierte Gesprächsführung und therapeutische Intervention' und war Mitglied im wissenschaftlichen Beirat des Verbandes freier Psychotherapeuten und Psychologischer Berater (VFP).

Kontakt zum Autor

www.wernerwinkler.de
wewinkler@t-online.de

Danksagungen

Durch meine Tätigkeiten als Psychologischer Berater und als Dozent an den Deutschen Paracelsus Schulen wurde ich auf die Wirkungen von Vitaminen und Mineralstoffen, besonders auf die des Zinks, aufmerksam. Für die seither gewonnenen Erkenntnisse und praktischen Erfahrungen bin ich einer Vielzahl von Menschen und Firmen dankbar, besonders jenen, die mich bei meinen Studien und bei der Zusammenstellung des vorliegenden Büchleins ermutigt, angeregt und unterstützt haben:

Prof. Dr. Dr. Manfred Anke, Friedrich-Schiller-Universität, Jena
Dipl.-Psych. Günter G. Bamberger, Tübingen
Ute Bielenski, Deutsche Paracelsus Schule Stuttgart
Karin Böbel, PTA, Bahnhof-Apotheke Fellbach
Deutsche Gesellschaft für Ernährung, Frankfurt/M.
Prof. Dr. Wilhelm Fresenius, Taunusstein
Dr. Dietmar Friedmann, Obersulm
Prof. Dr. Dr. Ines Golly, Hermes Arzneimittel GmbH, München
Dr. C.-P. Haller, Köhler Pharma GmbH, Alsbach
Prof. Dr. M. Hautzinger, Universität Tübingen
Gustav Herrmann, Deutsche Paracelsus Schule Stuttgart
H. D. Hirt, Rathaus-Apotheke, Fellbach-Schmiden
Prof. Dr. Holtmeier, Gerlingen
Ulrich Joisten, Biosyn Arzneimittel GmbH, Fellbach
Anna Maria Kleihues, Stuttgart
Maria Kreuzheck, Dipl.-Oecotrophologin
Michael Martin, Heilpraktiker, Taunusstein
Prof. Dr. H.-J. Möller, Klinikum Innenstadt München
Dr. Astrid Potz, Bundesministerium für Gesundheit, Bonn
Dr. Monika Schwarz, Tübingen
Steve de Shazer und Insoo Kim Berg, Milwaukee, USA
Dr. Spiess, Spiess'sche Apotheke Weinstadt
Stiftung zur Förderung der orthomolekularen Medizin, Rapperswil
Dr. H.-D. Tauschel, Dr. Falk Pharma GmbH, Freiburg
Kerstin Vaasen, Stuttgart
Dr. Winter, Bundesministerium für Verbraucherschutz, Bonn

Dem Unternehmen Amazon KDP danke ich für die Möglichkeit, dieses Buch auf ihrer Plattform als E-Book und in gedruckter Form erneut veröffentlichen zu können.

Beispiele für sinnvolle Präparate

Da ich immer wieder gefragt werde, ob ich bestimmte Präparate empfehlen kann, sollen hier einige davon genannt werden. Ich möchte jedoch vorausschicken, dass sich meine Empfehlungen nur auf „bestes Wissen und Gewissen" beziehen und nicht auf eigene Untersuchungen oder gar Studien (z.B. zur Wirksamkeit oder Aufnahmequalität einer Stoffverbindung). Zur folgenden Liste finden Sie auf der nächsten Seite eine Abbildung mit den jeweiligen Nummern.

1. A-Z-Vitamin-Mineral-Komplex-Tabletten, von dm bzw. Aldi
2. Calcium-Brausetabletten, dm-Eigenmarke
3. Calcium+Vitamin D3-Tabletten, dm-Eigenmarke
4. Eisen-Tabletten „ferro sanol"
5. Jodid 200, Hexal
6. Lithium Aspartate, Solaray (nur über das Internet)

7a. Magnesium-Tabletten, dm-Eigenmarke

7b. Magnesium-Brausetabletten, dm-Eigenmarke

8. Mangan-Tabletten, green line
9. Selen-"Präparat" (Kokos ist preiswert und enthält reichlich Selen)
10. Vigantoletten 1000, Merck
11. Vitamin A, Greenfood
12. Vitamin B-Komplex, dm-Eigenmarke
13. Vitamin B12-Lutschtabletten, Dr. Hittich
14. Vitamin B12-Tabletten, Ankermann Wörwag
15. Vitamin C-Pulver, dm-Eigenmarke
16. Vitamin C-Tabletten, The Nutri Store
17. Vitamin E, Greenfood
18. Zink beta Brausetabletten, Betapharm
19. Zink+Histidin Lutschtabletten, dm-Eigenmarke
20. Zinkorot 25 Tabletten, Wörwag

Die Verwendung von Präparaten ist (wie im Buch beschrieben) dann sinnvoll, wenn wir die lebenswichtigen Nährstoffe nicht durch die normale Nahrung zuführen können – aus welchen Gründen auch immer. Teilweise müssen wir also präventiv, vorbeugend für eine ausreichende Menge sorgen, teilweise helfen Nährstoffe auch dann noch, wenn wir schon an Mangelerscheinungen leiden. Die Hausapotheke mit Nährstoffen bestückt zu halten, ist also durchaus sinnvoll, zumal alle gezeigten Stoffe rezeptfrei erhältlich sind (sie sind auch zuckerfrei und frei von Gelatine oder anderen tierischen Bestandteilen).

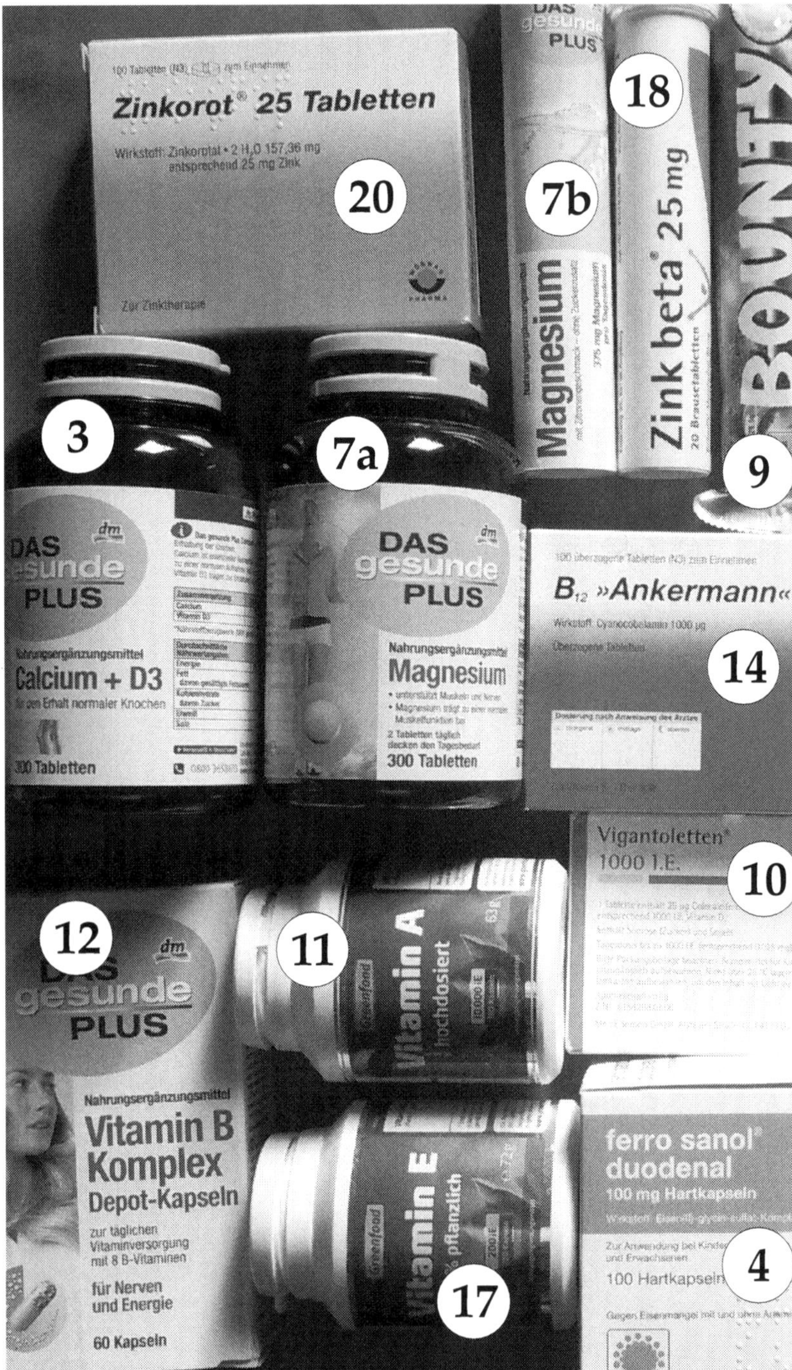
Zinkorot® 25 Tabletten
Wirkstoff: Zinkorotat • 2 H2O 157,36 mg
entsprechend 25 mg Zink
20
18
7b
Magnesium
Zink beta® 25 mg
BOUNTY
3
7a
9
DAS
gesunde
PLUS
Nahrungsergänzungsmittel
Calcium + D3
300 Tabletten
DAS
gesunde
PLUS
Nahrungsergänzungsmittel
Magnesium
2 Tabletten täglich
decken den Tagesbedarf
300 Tabletten
B12 »Ankermann«®
14
Vigantoletten®
1000 I.E.
10
12
DAS
gesunde
PLUS
11
Vitamin A
hochdosiert
Nahrungsergänzungsmittel
Vitamin B
Komplex
Depot-Kapseln
zur täglichen
Vitaminversorgung
mit 8 B-Vitaminen
für Nerven
und Energie
60 Kapseln
Vitamin E
pflanzlich
17
ferro sanol®
duodenal
100 mg Hartkapseln
100 Hartkapseln
4

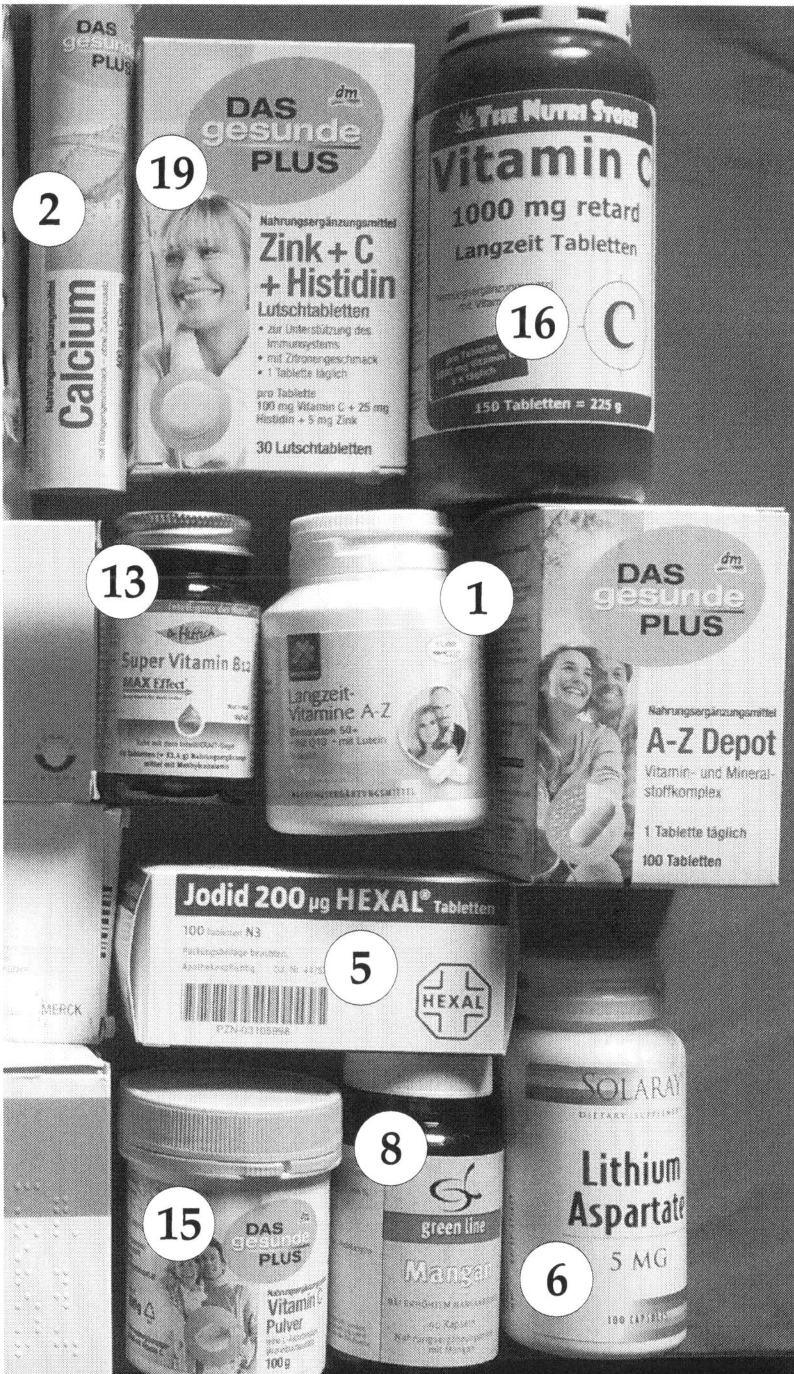
DAS gesunde PLUS
2
Calcium
19
DAS gesunde PLUS
Nahrungsergänzungsmittel
Zink + C + Histidin
Lutschtabletten
• zur Unterstützung des Immunsystems
• mit Zitronengeschmack
• 1 Tablette täglich
pro Tablette 100 mg Vitamin C + 25 mg Histidin + 5 mg Zink
30 Lutschtabletten
THE NUTRI STORE
Vitamin C
1000 mg retard
Langzeit Tabletten
16
C
150 Tabletten = 225 g
13
Super Vitamin B12
MAX Effect
1
Langzeit-Vitamine A-Z
DAS gesunde PLUS
Nahrungsergänzungsmittel
A-Z Depot
Vitamin- und Mineralstoffkomplex
1 Tablette täglich
100 Tabletten
Jodid 200 µg HEXAL® Tabletten
100 Tabletten N3
5
HEXAL
MERCK
SOLARAY
Lithium Aspartate
5 MG
6
8
green line
Mangan
15
DAS gesunde PLUS
Vitamin C Pulver
100 g

Eigene Notizen

Eigene Notizen

Eigene Notizen

Eigene Notizen

Eigene Notizen

Eigene Notizen

Eigene Notizen

Eigene Notizen

Eigene Notizen

....

....

....

....

....

....

....

....

....

....

....

....

....

....

....

....

....

....

....

....

Eigene Notizen

Eigene Notizen

....

....

....

....

....

....

....

....

....

....

....

....

....

....

....

....

....

....

....

....

Eigene Notizen

Eigene Notizen

Eigene Notizen

26912153R00117

Printed in Poland
by Amazon Fulfillment
Poland Sp. z o.o., Wrocław